歯磨き剤から歯科治療まで

# 口腔内汚染

医療法人審美会理事長 坂本洋介 *Sakamoto Yosuke*

たま出版

# 口腔内汚染◆目　次

目　次

# 第一章　文化・文明が生んだ悲劇

## ①なぜ、半健康人が多いのか

### ○「病は気から」は本当だった

昔からよく「病は気から」といいます。

気の持ち方ひとつで病気になることもあれば、病気にならずに元気でいられることもあります。一旦、病気になっても気の持ち方次第で病気が早く治ることもあります。「病は気から」は、こんな意味で使われています。かつては「病は気から」は非科学的だと思われていた時期もありましたが、今日ではその認識は変わってきました。現代医学ではむしろ、「病」と「気」との関係は非常に注目されており、心の領域で問題が発生すると肉体がどんな影響を受けるのか、が積極的に研究され、そのメカニズムが解明され始めています。


では、病気になるほどの「気」の状態とはどのようなものでしょうか。

最もわかりやすいのがストレスです、ストレスを受けると憂鬱になったり、悲しくなったりと精神状態が変化するだけでなく、体のあちこちにさまざまな問題が発生し、時とし

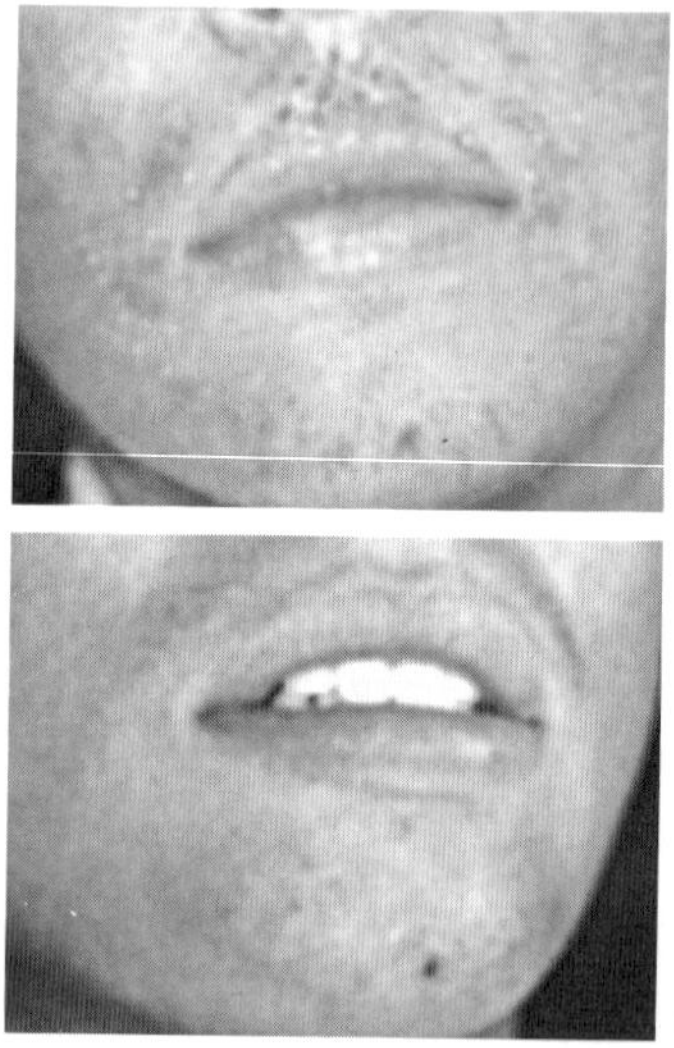

アトピー（上の写真）も歯科治療によって消えた（下の写真）。

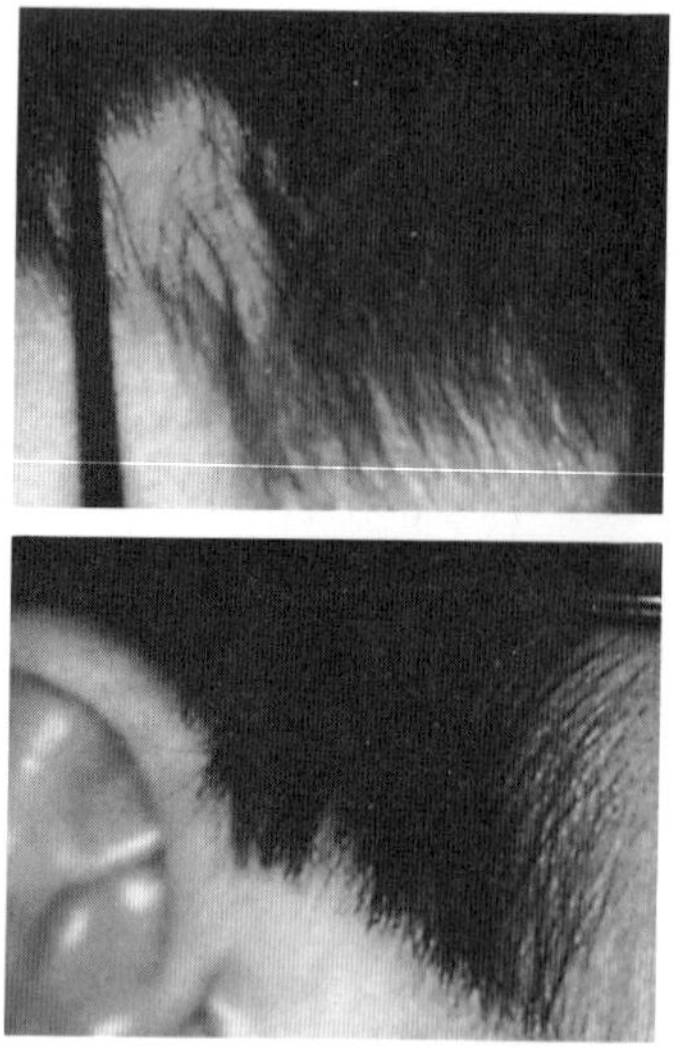

円形脱毛症（上の写真）が歯科治療によって消えた（下の写真）。

て病気を悪化させます。ストレスは一般的には精神的なものだと思われていますが、本当は心身の両方をさいなむものなのです。

「病は気から」という言葉は古くからあり、今日まで語り継がれています。おそらく、西洋医学が導入されるはるか以前から人々は「病」と「気」の関係について漠然と知っていたのだと思います。そうした経験的な知識はあくまで知恵の範疇で応用されるものであって、特に注目されることもなかったし、具体的に解明できるほど科学も発達していませんでした。そして、ひとたび日本で西洋医学が主流になると、もはや「病は気から」は迷信扱いになってしまいました。「気」で病気が治るくらいなら医者はいらない。そんな風になってしまったのです。

今、その考え方は改められつつあります。気の持ち方次第で実際に病気になったり、逆に病気が治ることもある。それならそのメカニズムを科学的に解明しよう。そして、積極的に活用しようというのが現代の医学のあり方といえます。古い考え方をする人は今でも「ストレスは心だけの問題だから」と、ただひたすら耐える傾向があります。その極端な例が、働きすぎで心を衰弱させたあげくの自殺ではないでしょうか。そもそもストレスと肉体を切り離して考えるのは間違いなのです。今日のようなストレス社会では、ストレスといかに付き合うかが健康・不健康を分ける重要なポイントになるのです。

## ○ストレスってなに

ストレスという概念を医学研究の分野で定着させたのは、一九五三年、カナダのハンス・セリエという学者です。本来、ストレスとは現象や状態を表す言葉で、ストレスを与えるものをストレッサーと言います。しかし、日本では一般に現象、原因の両方をストレスと呼んでいます。

一口にストレスと言ってもさまざまです。例えば、暑さ、寒さ、湿度、騒音、細菌、ケガ、病気など直接、体をさいなむものは物理的ストレス、人間関係、厳しい競争社会、いじめなど緊張や圧迫、不安、憂鬱感などを生じるのは心理的ストレスです。また、物理的ストレスはそれが原因となって同時に心理的ストレスを生じさせることが多いはずです。「長い病気ですっかり先行きが不安になった」という場合も多いので、はっきり二つに分けて考えることはできません。

一般にストレスと言われているのは後者の心理的ストレスです。そして今、最も体との関わりで注目されているのも心理的ストレスです。心理的な要因がなぜ、どうやって体に影響をおよぼすのか。どうコントロールすればよいのか。そんなことが研究されているわけです。ストレスが原因で起こる病気はさまざまですが、原因と結果が最も極端に表れているのが胃腸障害かもしれません。ストレスと胃腸障害といえば、ご存知、日本の企業戦士たち。年中放映されている胃腸薬のテレビコマーシャルを見ると、そこに登場するのはほとんどがビジネスマンたちです。彼らを取り巻く環境は企業内外の激しい競争、人間関係、疲労、お酒、タバコ、睡眠不足、不規則でアンバランスな食事、長時間通勤などです。これでは胃腸薬なしには過ごせない状況かもしれません。

胃という消化器官は心労が続くとたちまち胃壁に穴が空くほどストレスに弱くデリケートです。一週間前に胃カメラを飲んだときには何の異常もなかったのに、わずかな間に重い胃潰瘍ということは珍しくありません。一時的なストレスでも「あぁ、胃が痛い」といって本当に痛みが走ることがありますが、あれは実際に胃酸が出過ぎて自らの胃壁を傷つけて出血していることが多いのです。ちなみに胃潰瘍といえば最近、ピロリ菌は胃潰瘍を引き起こすと言われていますが、この菌は唯一、歯垢の中に発見されており、不完全な歯磨きが胃潰瘍を招くという指摘もあります。他にも緊張性のストレスが続いて、下痢になったことのある人は多いと思います。

なぜ、ストレスは胃腸にくるのでしょうか。これは、自律神経との関連で説明されています。ストレスによって自律神経である交感神経と副交感神経のバランスが崩れ、胃腸の正常な働きが阻害されて障害を起こすと考えられています。

ストレスはストレスの種類によって影響を与える場所や力が変わってきます。そして、体のさまざまなところに影響をおよぼします。そして、現在、最も注目されているのが、ストレスと免疫の関係です。

## ○ストレスは歯科の病気を招く

私の専門は歯科ですから、歯科の病気で考えるとやはり口腔の疾患にもストレスが大きく影響していることがわかっています。例えば、日頃ストレスの多い生活を送っている人は唾液の分泌が悪くなるということがあります。よく緊張して喉がカラカラに渇くと言いますが、緊張している時間が長いと実際にも唾液が出にくくなって口の中がネバネバしてきます。そうすると唾液が持っている殺菌作用が働きにくくなり、口の中の細菌が繁殖しやすくなってきます。これが結果として虫歯や歯ぐきの力を悪化させる原因になってしまうのです。

知らないうちに水分を他の人よりも多く摂っている人は、おそらくストレス過多になっているに違いありません。それが一日にほんの数十分程度なら、特に問題はありません。あとで、唾液は再び分泌されるでしょうし、適度な緊張で気持ちにメリハリがつく効果もあります。しかし、緊張が何時間も続くようですと問題です。緊張というストレスが続く仕事をしている人は口の中の細菌が繁殖しやすいのです。長い時間、口を閉じたまま緊張が続くと口臭がひどくなるのはそんな理由によります。このことは、唾液の殺菌力という免疫機能の第一段階をストレスが妨げているということなのです。

唾液だけの問題ではありません。ストレスが招く歯や歯ぐきのトラブルは、まだまだたくさんあります。例えば、歯ぎしりとストレスは深い関係があると言われており、時として命取りになる可能性さえあります。歯ぎしりはもともと噛み合わせの悪い人に起こりますが、ギリギリと音がしているときには特定の歯や歯ぐきに何十キロという負荷がかかっていることになります。これがひいては顎の関節にも影響し、顎《がく》関節症の引き金にもなりかねません。別の項でも述べていますが、顎関節症の症状はさまざまです。顎の痛み、肩こり、偏頭痛、腰痛など全身にわたります。

もっと怖いのは、歯ぎしりと同時に強く食いしばることです。食いしばっているときには、一時的に無呼吸になることが知られています。強く食いしばると、椎骨動脈や内頚動脈の血流を止め、脳内の酸欠状態を招きます。そのときに呼吸中枢の働きが一瞬止まってしまうことがあるのです。この無呼吸状態は働き盛りの突然死（特に就寝中）の一因になっている可能性さえあるといいます。

たかが歯ぎしり、たかが食いしばりと侮ってほしくない理由はここにあるのです。根本原因を解決せずに歯の治療を繰り返すことはナンセンスなことです。イタリアのパウエル博士が発表した「マネージャー病」は管理職に特有のストレス性疾患です。業績や部下の指導などの重責がストレスとなり、強い疲労感、不眠、食欲不振、動悸を訴えますが、歯ぎしりや食いしばりも症状の一つです。働き盛りの突然死と、このマネージャー病は無関係ではないはずで、ストレスのコントロールミスが命に関わる象徴的な例だといえるでしょう。

## ○免疫力を調整して自分を守る

私はここ数年、縁があって頻繁に中国を訪れていますが、そこで会った現地の人々が日本人とはまるで違った健康観を持っていることに驚かされました。中国の一部を除けば、決して医学レベルは高くありません。その代わりに、人々の生活は、その基本が健康な体を維持するものになっています、食事一つとっても「医食同源」という思想に基づいたものです。生活は規則正しく、身体機能を正常に保つことを心がけているのです。私が朝、ホテルの窓から眠い目をこすりながら外を見ると、必ず太極拳に励む人々の姿が見られます。小さな子供からお年寄りまで早朝からたくさんの人々が静かに太極拳をしています。

中国の人々は自分の体は自分で守るものだと思っています。人に頼らずもちろん医者にも頼らず、健康は自分の体で得るものだと考えているのでしょう。一方、日本ではどうでしょう。現代的な生活をしている日本人は、ほとんどの人が病気になったら医者に頼りきりになってしまいます。まるで、病気は保険証が治してくれるとでも思っているようです。色々な健康法をためすオタクな日本人ですが、これは自分の健康に自信がないところからきており、自分で自分の体を治すという発想とは違っています。

私は西洋医学を学び実践している歯科医ですが、中国の人々の健康に対する考え方は今の日本人に最も欠けていると考えざるを得ません。これは歯科の領域にもあてはまる部分が多くあります。どんなに治療をしても、歯を磨いても、虫歯になってしまう人がいます。

こういう人は前にも述べたように原因が歯や歯ぐきにあるのではなく、心身全体に原因があるようなのです。単に口の中をきれいに整えるだけでなく、食生活やストレスをいかにコントロールしていくか、それがこれからの歯科治療にもなくてはならないものになっていくでしょう。

## ○ストレスとどう付き合うか

ストレスはただ一時的に免疫機能を下げてしまうわけではなく、ストレスの強度、種類、時間的経緯によって免疫機能は高くなったり低くなったりと変化するのです。さて、ストレスとどう付き合えば免疫機能にとってプラスかというと、特別なことは何もなく、楽しく人とのコミュニケーションをとることだと考えています。

人間は生きている以上、必ず何らかのストレスにさらされています。ストレスが全くない人はこの世にはいません。むしろ、ある程度のストレスは人生のスパイスとなり、生活のメリハリには有益だと考えるほうがずっといいのです。ストレスが全くない人生を考えてみて下さい。悩みもトラブルもない人生。退屈であくびが出ませんか。ストレスがあるなら、それをどう解消するか、あるいはどうやってプラスに変えていくかが肝心なのです。

ストレスをただ避けるだけでなく、闘って何かを勝ち取るようにうまく付き合っていきたいものです。これがストレスをコントロールするということです。

ストレスで最も問題視されているのは慢性的なストレスです。解消されることなく延々と続くストレス。これは万病の元と心得て、いかに解消するかを考えるようにしましょう。その第一歩は、まずストレスを認識することです。免疫機能がいくら下がっても、そのこと自体は認識できないわけですから、まず、自分がストレスを感じていることをはっきり認識することです。慢性的にストレスにさらされている人は、これが当たり前と思っているケースが多いはずです。当たり前ではない、このストレスを解消しなければと思わなければ何ごとも始まりません。

ストレス解消についてはここで詳しく述べるまでもないと思います。なぜなら、その類の情報は巷にあふれかえっているからです。人によって状況は違うでしょうから、それぞれの立場で自分に一番ふさわしい方法を考えましょう。既存の方法に頼ると、自分には合わないために失敗するかもしれません。例えば、リラックスする、ワクワクするようなことをする、好きな人に会ったり、好きなことを思いきり行う、旅行に行く、趣味をきわめる、よく笑うなど、何でもいいから自分が楽しいと思う生活をすることです。ただ、暴飲暴食、過激なスポーツ、犯罪など極端に走ることはもちろん良いことではありません。私の専門からいうと、歯や歯並びを整えて何でも快適に食べられる、人前で楽しく笑える、という「心の余裕」をもつのはいかがでしょう。

よく噛める歯であることや、いつでも心から笑えるということは大変に快適なことです。口の中にもストレスの元になるような状況は山ほどあるのですから、それをすっきりと解消すると意外に効果は高いと思います。いずれにしてもストレスとは上手く付き合ってコントロールすることが肝要です。それが免疫力を高め、健康につながるといえるのです。ストレスをコントロールしなければ知らず知らずのうちに心と体をむしばまれることになるのですから。

## ②体をむしばむ身の回りの危険物

### ○歯磨き剤は強力洗剤と同じほどの「毒」を持つ？

アメリカでは九七年春から、市販されるフッ素入り歯磨き剤に警告文が表示されることになりました。ほぼ時を同じくして、ワシントンポスト「歯磨き剤は安心か？」というスクープがドン・オルデンバーグによってレポートされ、大反響を巻き起こしました。次ページ上の写真のように現在のアメリカでは市販の歯磨き剤には警告文、指導文が印刷されています。そこには、

「六歳未満の子供の手の届かないところに保管すること」
「もし、歯磨き剤を飲み込んだらプロの援助を求めるか、毒制御センター（解毒センター）に連絡しなさい」
「歯磨き剤は医師の管理下で使用すること」
「二～六歳の子供は豆粒の大きさで使用すること。二歳以下の使用は医師に相談すること」

などと記されています。

子供の手の届かないところに保管しなければならないほど危険なものを、私たちは口の中に使用しているのです。間違って飲み込んだ場合、行くところがなぜ病院ではなく「POSON（毒）センター」なのでしょう。

エイズの害を引き起こしたいい加減な厚生労働省をはじめ、日本の歯磨きメーカーと歯科医との利権関係の中で、われわれが毎日使っている歯磨き剤は「毒物」であることを明記はしていません。そろそろ、このことを正直に国民に知らせるべきではないでしょうか。

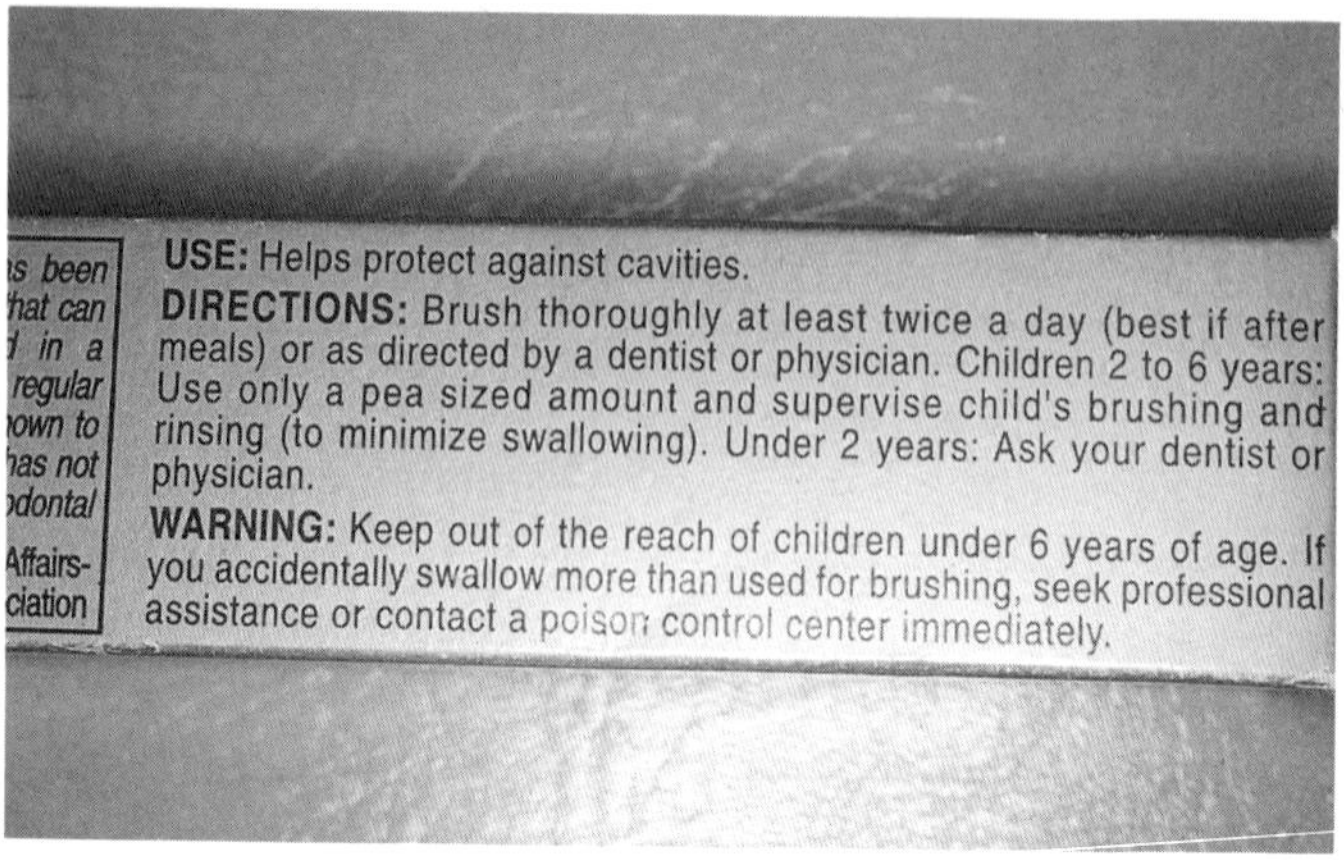
USE: Helps protect against cavities.
DIRECTIONS: Brush thoroughly at least twice a day (best if after meals) or as directed by a dentist or physician. Children 2 to 6 years: Use only a pea sized amount and supervise child's brushing and rinsing (to minimize swallowing). Under 2 years: Ask your dentist or physician.
WARNING: Keep out of the reach of children under 6 years of age. If you accidentally swallow more than used for brushing, seek professional assistance or contact a poison control center immediately.

アメリカの歯磨き剤のパッケージ。警告文が入っている。

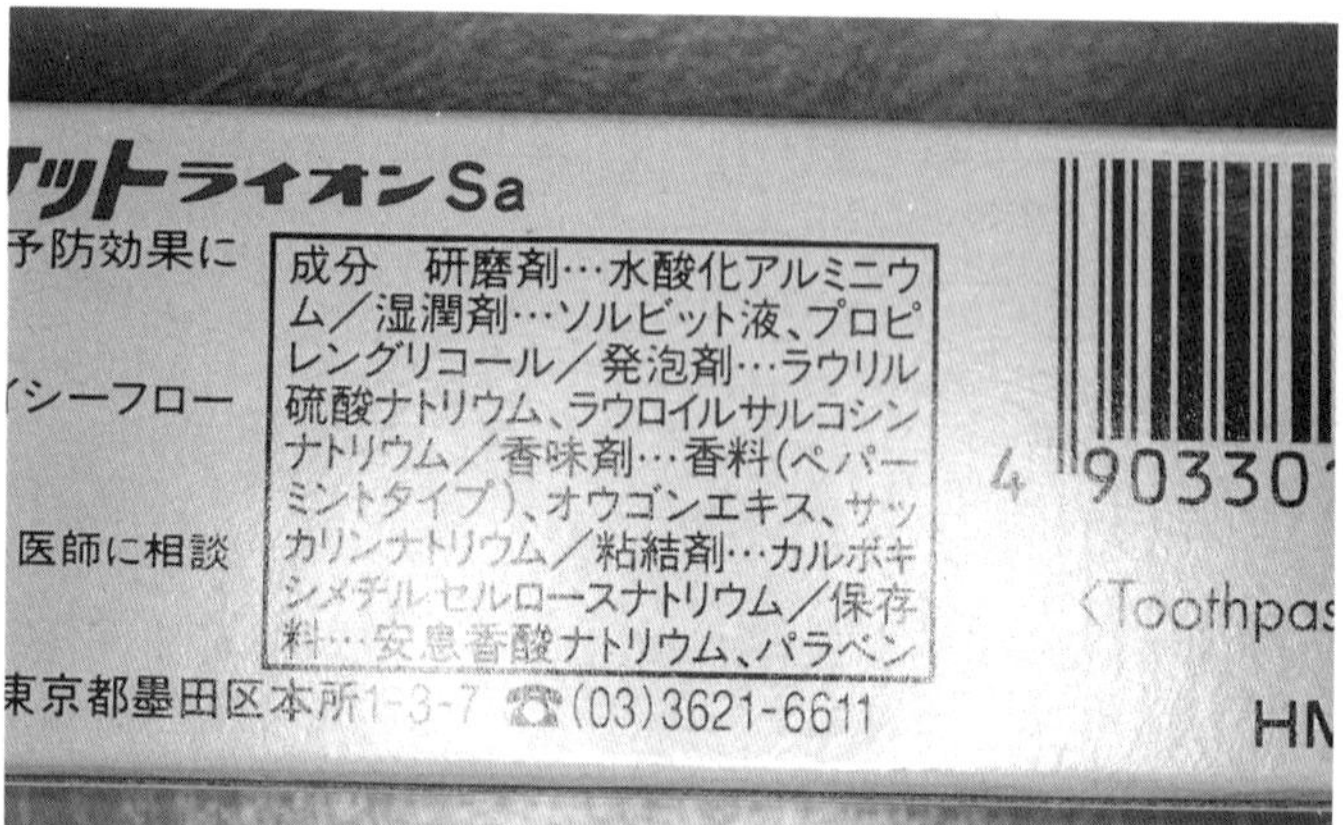
ライオンSa
予防効果に
医師に相談
成分　研磨剤…水酸化アルミニウム／湿潤剤…ソルビット液、プロピレングリコール／発泡剤…ラウリル硫酸ナトリウム、ラウロイルサルコシンナトリウム／香味剤…香料(ペパーミントタイプ)、オウゴンエキス、サッカリンナトリウム／粘結剤…カルボキシメチルセルロースナトリウム／保存料…安息香酸ナトリウム、パラベン
東京都墨田区本所1-3-7 ☎(03)3621-6611

日本の歯磨き剤の箱には成分表以外何も書かれていない。

歯磨き剤は使用上の利点も確かにありますが、ある意味では「毒をもって毒を制している」という認識を持たなければなりません。

成分中のラウリル酸は水道水の塩素と反応し、その副産物が舌下腺から体内に吸収されると、特に眼球組織に蓄積されるというネズミの実験がジョージア大学の医師によって報告されています。これでもおわかりのように、歯磨き剤は「毒」とはいわないまでも強力な「洗剤」と同じなのでしょう。洗濯の後は充分にすすぐように、歯磨き剤も使用後は最低一〇回はすすがないとある意味で危険なのかもしれません。

## ○マウスリンスはガンを誘発する？

近年、急速に普及しているマウスリンス。使用後の爽快感は誰もが経験しているはずです。この爽快感の本体は成分中のアルコールのためです。

九一年、国際ガン研究所の報告では、二五％または、それ以上の濃度のアルコールを使用していることで口腔、舌、喉のガンを高いリスク（男性六〇％、女性九〇％）で引き起こすといいます。歯磨き剤同様に警告文が記されていることはいうまでもありません。

なぜ、日本の国家はこのようなことを国民に知らせないのでしょうか。多額の政治献金によってそんな事実の口封じがされてしまっているとしか思えません。

### ○フッ素添加で骨肉腫が増えている？

上水道におけるフッ素添加の状況を世界レベルで見ると次のようになります。

福祉国家であるスウェーデンでは一九五一年から一〇年間、実験的に一ヵ所で添加され、六七年にはさらに五ヵ所で実施が認可されましたが、住民などの反対で延期になりました。七一年にはフッ素化法が廃止になり、それ以降は全く行われていません。これと同じく、オランダでも六七年以降は全てフッ素使用は中止されています。ヨーロッパでは、イギリス、スイスなどの一部で行われているのが現状です。

幸いにも日本では、過去の宝塚斑状事件（一九七一年、宝塚市の特定地域に斑状菌が発見された）を発端にして、水道中のフッ素濃度に関しては慎重に管理されていますが、九八年三月、宝塚水道局はフッ素無添加の最も高い水源で天然フッ素が〇・三九ｐｐｍと発表しています。ちなみに札幌では〇・〇八ｐｐｍとの報告があります。

このようにフッ素に関する問題は日本だけでなく諸外国でも活発な議論が闘わされています。一九九一年、全米毒性研究所（ＮＴＰ）では、ラットとマウスでのフッ素投与実験で骨肉腫が増加するという結果を得ました。また、国立ガンセンター（ＮＣＩ）は、フッ素化地区で発生する骨肉腫は他の地域に比べて一・五倍の罹患率であることを報告しました。ニュージャージー州衛生局が同じ調査をした結果「一〇～一九歳男子の骨肉腫罹患率は三倍」と報告したため、従来からフッ素政策を進めてきたＷＨＯ（世界保健機関）のＦＤＡ（米国食品医療品局）も方針を変更して現在に至っています。

ちなみに九四年にＷＨＯが出した「テクニカルレポート８４６」の中には、「フッ素の塗布は矯正治療中と放射線治療時には慎むべきである」と報告しています。これは、フッ素に急性中毒の危険性の恐れがあることを否定できないからなのかもしれません。

日本では水道水中のフッ素についてはさほど心配ないものの、現在、多くの保健所、学校、診療所で行われているフッ素塗布、フッ素洗口は本当に安全で有効なのでしょうか。

次はフッ素塗布における問題点をいくつか挙げてみましょう。

## ○フッ素塗布、洗口の問題点

### フッ素塗布

Ⅰ　有効性に関してはフッ素の塗布で平均二〇％、虫歯を減少できると報告されています。その一方、口腔粘膜からの吸収と飲み込みによる歯牙萌出《しがほうしゅつ》遅延の影響があり、見せ掛けの制御効果ではないかとの意見もあります。また、観察期間は三年以内であり、長期的観察の必要性も指摘されています。

Ⅱ　急性中毒に関しては、例えば上下をトレー法で四㎖のフッ素を使用した場合、三〇％の一・二㎖が口腔内に残留するといわれています。急性中毒を起こす量は体重一㎏あたり二〜五㎎といわれているので、量的には危険レベルまで達していないものの、だからといって一〇〇％安全と言い切れるものではありません。

九一年の米国公衆衛生局のＡｄ—ＨＯＣレポートによると、吸収されたフッ素は消化管内で塩酸によって猛毒のＨＦに変化し、急性中毒が発現すると指摘されています。それなのに急性中毒発現量については現在でも公式には発表されていません。

## フッ素洗口の問題点

Ⅰ　有効性に関していえば、調査報告の平均では一二・八％の虫歯抑制率であり、塗布二〇％、歯磨き二〇・九％に比べるとやや低いといえます。

Ⅱ　急性中毒に関していえば、日本では九四年現在、一五・八万人の子供たちに五〇〇～二〇〇〇ｐｐｍのフッ化ナトリウムによる集団予防が実施されています。洗口一回に一〇㎖を使用し、一五～三〇％残留するとしたら、二〇〇〇ｐｐｍでは、三～六㎎のフッ素吸収量と考えられます。これでは急性中毒の危険性は否定できません。前述のようにＷＨＯでは六歳未満の児童へのフッ素洗口に警告を発しているのです。また、急性中毒にならなくても慢性中毒の危険もあります。例えば、フッ素入り歯磨き剤です。一日あたりフッ素一〇〇〇ｐｐｍ入りの歯磨き剤を〇・六～二・二ｇ使用すると仮定してみます。一日に三回の使用で三〇％飲み込むとすれば日に〇・五四～一・九八㎎のフッ素吸収量になります。これでは慢性中毒の危険性は否定できません。これも、アメリカなどの警告表示にある「使用は最低限に」「飲み込むな」の警告文からも明らかです。

　フッ素は効果的なものですが、あくまで最小限に使用するという姿勢が大切なのです。フッ素がなくても虫歯にならない人はたくさんいるのですから…。

## ○口腔内汚染

歯科治療では、色々な種類の金属が色々な姿で使用されています。実は口の中は金属にとって各種の腐食性変化を生じやすい環境にあります。肉眼では表面上の変化を把握するのは難しいのですが、確実に金属成分は変化しているのです。これらの金属にとっては口の中は湿っていて、温度が高い状態にあり、また、食物によるphにも影響を受けやすい環境なのです。

貴金属（ゴールド、白金）は過酷な状況の中でも化学的変化に耐えうるため、昔から使用されていますが、健康保険の適用にはなっていません。食物を咀嚼すると、その酸が金属修復物に付着します。通常、この酸はエナメル質を溶かし虫歯を発生させるだけでなく、金属をも溶かしてしまいます。金属は化合物を生じるような環境にあると、非金属元素と化学反応を起こします。こうしてできた化合物は腐食生成物と呼ばれます。この腐食生成物には、金属表面の悪化を促進するもの、遅延させるもの、影響のないものなど種々存在します。

Ｍａｔｔｅｒ博士らの実験によると、表面が荒くなったアマルガム修復物のＸ線回析図では、食物の塩化物よりも修復物の硫化物による影響が著明であると報告しています。充分に歯磨きを行ったとしても、食品の摂取法や唾液中のイオウの含有量によって腐食は起こりえるという事実も明らかにされています。

## ○腐食とは何か

腐食のメカニズムは複雑で、まだ充分には明らかになっていません。しかしながら歯科治療用に使われる金属材料の組成、物理的状態、表面状況、そして唾液を含めた口の中の環境によって腐食が起こるのは明らかです。

読者の中にも口の中に入れた金属が黒くなった…そんな経験はないでしょうか。これは化学腐食と呼ばれ、金属元素と非金属元素が直接化合し、硬化、ハロゲン化、硫化反応を引き起こした結果です。多くはイオウによる銀の変色で、その実態は$Ag_2S$と呼ばれる腐食生成物そのものなのです。

口腔内に存在する硫化物がこの生成物の原因ですが、一方では摂取した酸やアルカリだけで同様な生成物ができることはまれです。しかし、口の中で電気化学的反応が引き起こされている場合には、別な形で腐食作用が進みます。これは、金属元素と非金属元素の直接の組み合わせによって電解腐食と呼ばれる現象が引き起こされるものです。

一方では、金属が溶解して水、または酸の中で水素と置き換わるか、塩の溶液中で他の金属と置き換わることによって起きる現象もあります。これらの現象は乾食、または湿食と呼ばれています。これら電気化学的反応によって起こる腐食を電解腐食と呼びますが、その根本は電気化学列（起電力列）がベースとなって引き起こされています。

この化学列はそれぞれ元素を溶解しやすい順に並べたもので、二五℃で一〇〇〇gの水中に事実上一g原子のイオンを含むような溶液中での電極電位を示しています。つまり㊉と働くか㊀と働くかの目安になります。特に、口の中で用いられる金属や合金での腐食生成物は、著明に有害性が体験されないと問題視されないため、しばしば見逃されてしまう傾向があります。これらの金属が長期間、口腔内に装置されていることで、知らないうちにこの腐食生成物が体内のタンパク質と結合し、免疫を低下させていることが明らかになっています。

厳密にいうと腐食生成物を発生するメカニズムは曇りと腐食に区別されます。曇りとは銀の表面の変色、または光沢がわずかに失われる状況をいいます。この現象は歯石、歯垢とともに種々の色素や金属成分が修復物の表面に付着する際に引き起こされます。これらは腐食の前段階ともいえ、通常歯ブラシが充分ゆき届かない歯間部、歯頚部においてよく観察されます。

腐食はこのような曇りの段階が口の中の環境と反応して発現してきます。金属の腐食は湿気、酸、アルカリに影響を受けやすく、例えば卵やイオウを含んだ食物の硫化水素や硫化アンモニウムは歯科用合金中の銀、銅などを腐食します。また、乳酸、酢酸などにより口の中のphが変化すれば、さらに腐食が起きてきます。電気化学列は電極電位列とも呼ばれ、口の中で⊕、⊖の電子を置換する金属があったとすると、それは電池と同じ作用になり、その状態が続くと電極電位の低い方の金属が溶液中に溶け出すことになります。

例えば、金属成分（亜鉛）を含む溶液（唾液）中で亜鉛と銅が存在すると、銅が亜鉛により溶解してしまい、腐食金属濃度が増加し、一定濃度になると飽和されるため、それ以上は腐食しなくなります。われわれは通常、歯磨きをするために、飽和されることはないので腐食現象は続くのです。もっとわかりやすく説明すると、口の中は色々な金属が存在しているので、電池の構造になっているということです。その電池のエネルギーは口腔のphや湿度や金属の成分などによって強くも弱くもなります。このエネルギーが金属を電解腐食という形で変質させると、その生成物が種々のアレルギーの原因になるともいわれています。この電解腐食には四つの型が考えられています。

第一は、異種金属の組み合わせにみられ、離れている二つの金属修復物が異なる成分である場合に起こり、その際のエネルギーを一般的には「口腔内ガルバニー電流」と呼んでいます。例えば、アマルガムのような水銀の修復物が下の歯の咬み合わせ部分にあり、上の歯の咬み合わせ部分に金の修復物がある場合、どちらの修復物も唾液で湿っているために、異種修復物間の電位表によって電極対ができてしまいます。

また、両方の修復物が直接触れてしまうと、大きなエネルギーが発生し痛みが出ることもあります。さらに、銀のフォークやスプーンを使用した際にも修復物の種類によっては、同様のエネルギーが発生します。歯と歯が接触していない場合であっても、異なる金属の間には電位表が生じ、唾液が電解質となり、硬組織と軟組織が外部回路を形成しているのです。接触していない金とアマルガムの間でも流れる電流は通常、〇・五～一マイクロアンペアといわれており、そのパワーは二〇〇ミリボルトであることが明らかになっています。さらに同種の金属でできていても、表面性状や種々の条件によって電流が流れます。つまり、唾液と歯ぐきの回りにある組織液（主に血液や歯肉からの浸出液のこと）という二つの電解液の中で電池がつくられているのです。

電解腐食にはもう一つ、金属表面の不均一組成によって起きるものがあります。これは共晶、包晶合金といわれます。特に数本の歯をつなげるブリッジを入れている場合に、腐食現象は見られます。金属と金属をつなぎ合わせるロウ付け部分は異種金属による効果と、合金とロウ付け用の金属の組成とが重なっているために、いっそう腐食が起こりやすいからなのです。一方、合金中の不純物も腐食を増進させます。不純物は通常、結晶粒界に集まるので、特有な応力状態にあります。結晶粒界は不純物が入るといっそう侵されやすくなります。また、アマルガム修復物の表面に見られる不均質な部分でも腐食は発生します。具体的には研摩した部分と、しなかった部分で応力のかかっている部分、特に修復物辺縁は電解質によっていっそう溶解されやすくなるため、あまりバーニッシング（すり合わせ）をしてはいけないといわれています。また、取りはずし式の入れ歯のバネの部分も、応力がかかるために腐食が起こりやすくなっています。

電解腐食は歯科治療に使われる金属の種類や状況ばかりでなく、口の中の歯垢にも影響されます。歯垢は一種の電解質を作り、それが咬合面に付着していると唾液とは別な電解質を供給するので電解腐食が起こります。さらに同じ金属修復物であっても、酸素に接する割合によっても侵食は起こります。酸素に触れられない部分（くぼみの部分）では、最大の活動が生まれます。特に、くぼみ部分には食物のカスなどが残りやすく、酸素がないために、溝の部分は㊉になり、その周囲は㊀となります。さらにくぼみの底の銀はイオン化して溶け出していきます。そのために金属修復物ではくぼみの奥まで充分に研摩しなくてはなりません。

このように口の中で金属が腐食するメカニズムは複雑です。レイン博士はこれらのガルバニー電流によって、修復物から出る金属イオンは機能障害、潰瘍、白板症、ガン、腎臓異常の原因となると報告しています。しかし、別の研究者による何ら関係はないという報告も事実存在しています。

このように口の中の電流の存在と体の異常には、明確な因果関係が見出されているわけではありません。しかし口の中に電流が存在していることだけは事実であり、何ら変化がなくてもこのような金属を取り去り、非金属による治療をすることによって、多くの人のアトピー皮膚炎などが改善する事実を日常経験すれば、一〇〇％安全とは言い切れないのではないでしょうか。歯科用金属は害があるという表現よりも、むしろ害になる可能性があるという表現が適切かもしれません。

## ○歯科用合金は安全か

各人の口腔状態を正確に再現して合金の腐食状況を把握することは非常に難しいことです。しかしながら、一般的な実験（硫化系の温水溶による方法）では貴金属含有量が六五％以下の合金は一般に曇りを生じることが示されています。歯科用合金が腐食を起こさない条件として、少なくとも半数の原子が金、白金、パラジウムであることが望まれます。患者にとっては金属修復物がどんなものであるかを知る余地はありません。厚生労働省が健康保険内で示している金属は主に一二％金銀パラジウム合金であり、貴金属含有量はわずか一二％です。何故、一二％なのかという疑問が残るのですが…。（二〇％だった時代もあるのです）

歯科治療に金属が必要不可欠であれば、前述したガルバニー電流の存在をなくすことは無駄です。金属と歯質の間には通常セメントが介在しますが、一〇〇％電気の絶縁体となりえるか否かは疑問が残ります。理由は、例えば象牙質からも組織液は流れてくるからです。

歯科医療では一部のものを除き、金属を純金属のままで用いることは稀であり、機械的性質、耐蝕性、鋳造性、膨張等などの性質を改良するために、他の金属を添加した合金として使用しています。一般的には、金合金、金銀パラジウム合金、銀合金、ニッケル合金、コバルト合金に分類されています。

**①金合金**

歯科における最も安定した金属です。ほとんどが金、銀、銅の三つの元素とパラジウム、プラチナなどが含まれている合金です。軟質であるタイプⅠから超硬質であるタイプⅣまで四つのタイプがあります。

中でも白金加金合金は、金、銀、銅の三元素の金合金にプラチナを添加し、硬度、強度、耐蝕性を向上させて、融点を高くしたものです。用途としては、金属製の入れ歯に用いられることが多いです。

**②金銀パラジウム合金**

この合金は用途とパラジウムの含有量によって鋳造用（Pd二〇%前後）と非鋳造用（Pd二五～二八%）に分けられます。現在、鋳造用では、保険診療内として金が一二%含有されているものが使われています。一般的には銀を主体としているため銀合金に属します。金合金のようなタイプにみられる性質は得られにくく、鋳造性、耐蝕性、口腔内での変色や汚れやすさなどの点で明らかに劣ります。分類では、あくまで貴金属にかわる「代用合金」として利用されています。日本ではポピュラーですが、先進国ではあまり使用されません。

**③銀合金**

この合金は東南アジアの開発途上国を中心にわが国でも使用されている独自のものです。安価であり、技工操作がしやすいのですが、機械的性質や耐蝕性に問題が多く、直接口腔内に使用した場合、黒く変色します。決して勧められるものではありません。

**④コバルトクロム合金**

鋳造用と加工用の二つのタイプがあります。機械的性質、耐熱性に優れており、生体との親和性が確認されていますが、最近ではアレルギーを引き起こす人もいます。主に、入れ歯や矯正装置に用いられています。また、チタンを添加したチタンコバルトクロム合金も登場しています。

**⑤ニッケルクロム合金**

ニッケルを主成分とし、クロムを添加した合金です。鋳造用と加工用に区別されています。また、鋳造用はポーセレンとの併用で使用されます。一般的に乳歯冠、矯正装置に使われています。最近では、Ni（ニッケル）の溶出傾向が大きいこと、塩素系の成分と反応し、酸化クロム不動態被膜の効果が疑わしいことなどから、歯科における有効性は否定されつつあります。

**⑥銀アマルガム合金**

銀、スズ、銅を主成分とし、水銀と練和、硬化させてアマルガム修復物として充填《じゅうてん》処置に用いられます。北欧を中心に水銀による環境汚染や生体への影響が指摘され、使用には合金以上の配慮が必要となっており、使用は激減しています。

**⑦純チタン及びチタン合金**

チタンは耐蝕性や生体適合性がきわめて高くなっています。しかしながら、加工が難しく、出来上がった鋳造物の研摩、調整がきわめて困難です。現在は、インプラント用や矯正ワイヤーに使用されており、今後、広範囲な使用が望まれます。

## ○口腔内における金属の溶出について

浜野博士は一九九二年に歯科用ニッケルクロム合金をヒト唾液、リン酸緩衝生理食塩水、純水にそれぞれ四週間浸漬させせました。その結果、一・二μg／cm²、二・〇μg／cm²、二・五μg／cm²のNi溶出があったと報告しました。また、埴博士らは七年間にわたり装着されていたニッケルクロム合金修復物の表面が金属の溶出により、網目状になっていると報告しています。このように、金属修復物は程度の差はあるにしろ、全てにおいて金属の溶出が避けられないと考えられます。この溶出した金属は、多くは飲み込ませて体内から排出されることになりますが、その一部は消化器で吸収されて自身の組織や臓器に分布します。口腔内では粘膜の上皮組織から皮下組織に取り込まれます。また、これらの粘膜に炎症があると、その部分からの取り込みが増大します。

## ○金属修復物の画像診断への影響

最近のコンピューター技術の進歩により、顎顔面領域への画像診断が普及しています。特にＭＲＩ（磁気共鳴画像）は従来のX線診査では困難であった診断が可能になっています。しかし、磁気を利用するため、被写体内に鉄やニッケル等の磁気体が存在するとその周囲の磁場が乱れるため、著しい信号欠損や画像のゆがみによる金属アーチファクト（障害陰影）が生じます。さらには、これらの障害は装着された金属修復物以外にも歯を削る際に使用する切削バーの破片が歯肉に送入することにも起因することが、東京大学医学部の南学氏、ハーバード大学の医学部カーティン（Ｃｕｒｔｉｎ）教授らの共同研究によって報告されています。このように、歯科治療においては金属片が口腔内に散乱する可能性が高いため、歯科医はこれらの吸入を確実にしなければなりません。

歯科用金属によるアーチファクトは金、銀、パラジウム、チタンでは影響を認めませんが、鉄、ニッケル、クロム、コバルトなどを含むものが影響を受けます。最近使用されている入れ歯用の磁性アタッチメントは強磁性体金属であるため、数によってはアーチファクトが発現する可能性があるかもしれません。

**○環境ホルモン―ビスフェノールＡについて**

数年前に環境ホルモン（ホルモンかく乱物質）がマスコミを賑わせたことがありました。中でも歯科治療で使用しているプラスチック性の充填材にビスフェノールＡが含まれているとの記事をご記憶の方も多いと思います。このビスフェノールＡは小児のアトピー皮膚炎、花粉症などアレルギー反応を引き起こす原因物質として環境庁が認定している七〇種類の環境ホルモンの一つです。歯科医療用のプラスチックからビスフェノールＡが検出されたとの論文は一九九六年に三回、スペインのグラナダ大学及びアメリカのタフツ大学によって出されたものです。

事実、ビスフェノールAの他にも環境ホルモンとして挙げられている物質にはダイオキシン、ポリ塩化ビフェニールなどがあります。ビスフェノールAはカップメンの容器やプラスチック製の哺乳瓶や食品の原材料で、暖めると溶出する可能性があるといわれています。

ビスフェノールAによって精子の数が減少したり、尿道下裂といった生殖器官の異常を引き起こすことが報告され、この現象はセルトリ細胞という生殖機能に関与する細胞が女性ホルモンであるエストロゲンの影響を受けることによって生じるとされています。エストロゲンとは、発情ホルモン、黄胞ホルモン、子胞ホルモンとも呼ばれ、女性ホルモンであり、性腺付属器官や性的特徴の発育と保持をつかさどり、黄体ホルモンと協力して性周期を起こさせる作用を持ちます。

このビスフェノールAそれ自体を成分とした歯科材料はありませんが、化学構造の中にビスフェノールAを持っている化合物（ビスフェノールA誘導体 Bis-GMA）が使われていることは事実です。特に、乳歯の治療におけるシーラント材料の成分モノマーとしてこのBis-GMAやTEGDMAが存在しています。Bis-GMAはビスフェノールAを構成基の一つとしていますが、強アルカリ、酸性、高温下で分解されなければビスフェノールAに分解されることはないといわれています。しかし、これらの材料が不充分な状態で治療に使用されたり、また、胃の中で変性してしまう可能性は現実的には一〇〇%は否定できません。

現在のところ、歯科材料から多量のビスフェノールAが検出されたという論文は疑問視されています。そのため米国歯科医師会ではボストン大学の研究者による新たな実験結果を優先させ、シーラント中のビスフェノールAの検出結果はありえないとのコメントを出しています。

このように実験状況により、たとえビスフェノールAが検出されたとしても、前章のような金属腐食による具体的な影響にはなりません。しかしながら、歯科治療における必要性として現在のところ、これらの材料を選択せざるを得ないのが現実なのです。その理由は保険診療というのは、限られた財源の中から行わなければいけないために、選択される材料は必ずしも最良のものとはいえないのが現状でしょう。

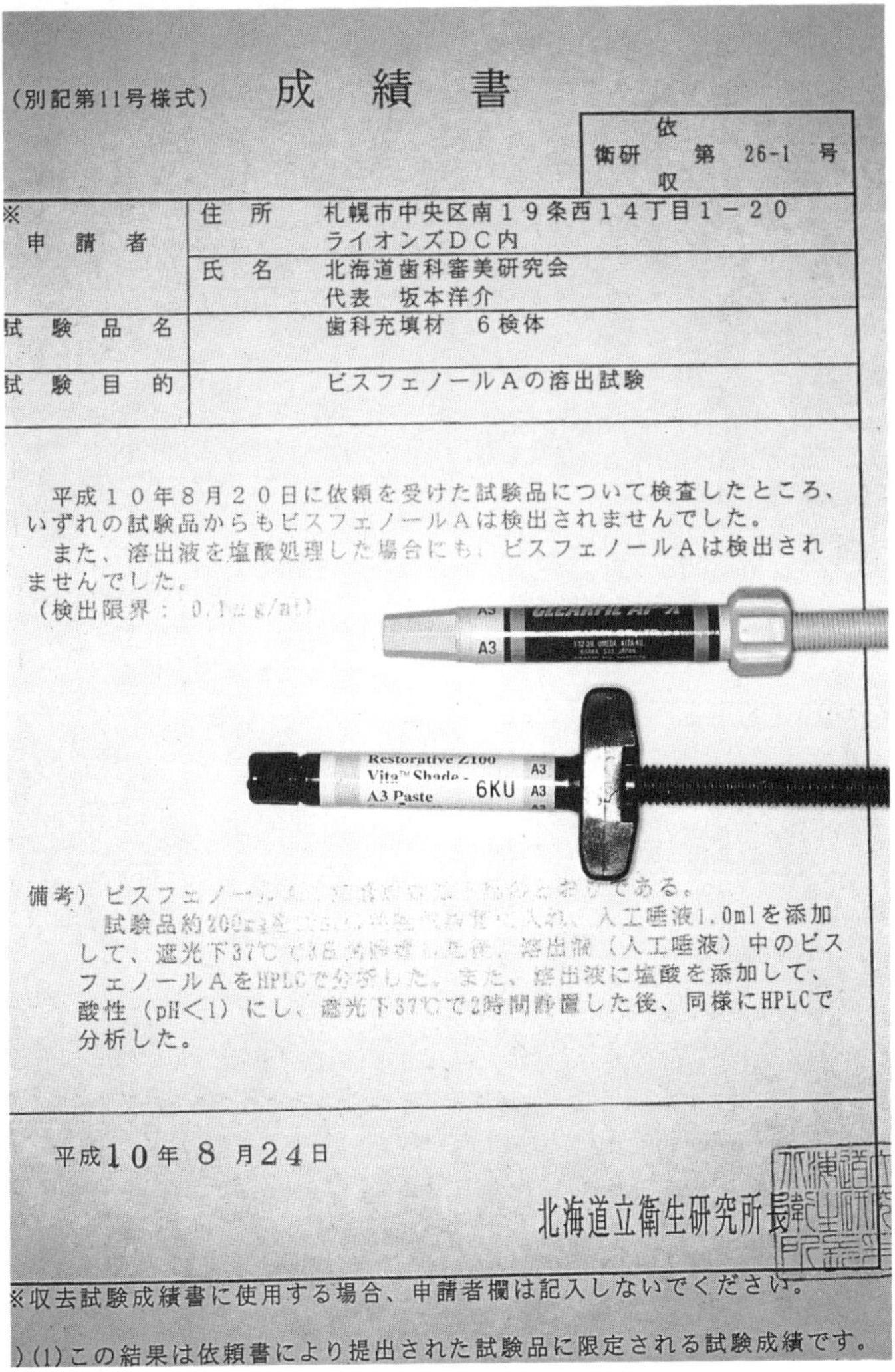
（別記第11号様式）　成　績　書

衛研　依／収　第 26-1 号

| | | |
|---|---|---|
| ※ 申請者 | 住所 | 札幌市中央区南１９条西１４丁目１－２０<br>ライオンズＤＣ内 |
| | 氏名 | 北海道歯科審美研究会<br>代表　坂本洋介 |
| 試験品名 | | 歯科充填材　６検体 |
| 試験目的 | | ビスフェノールＡの溶出試験 |

平成１０年８月２０日に依頼を受けた試験品について検査したところ、いずれの試験品からもビスフェノールＡは検出されませんでした。

また、溶出液を塩酸処理した場合にも、ビスフェノールＡは検出されませんでした。

（検出限界：0.1μg/ml）

備考）ビスフェノール　　　　　　　　　　とおりである。

試験品約200mg　　　　　　　　　　入れ、人工唾液1.0mlを添加して、遮光下37℃　　　　　　　　　後、溶出液（人工唾液）中のビスフェノールＡをHPLCで分析した。また、溶出液に塩酸を添加して、酸性（pH＜1）にし、遮光下37℃で2時間静置した後、同様にHPLCで分析した。

平成１０年８月２４日

北海道立衛生研究所長

※収去試験成績書に使用する場合、申請者欄は記入しないでください。

）(1) この結果は依頼書により提出された試験品に限定される試験成績です。



ふだん使用しているコンポジットの分析結果。

## ○歯科材料にはこんなに危険なものも

どんなに優れた技術を持っていても、歯科治療を行うためにはリスクが伴います。除去した歯質の部分は何らかの方法と材料を用いて復元、再生しなければならないからです。ビスフェノールAの危険性はマスコミでも取り上げられました。その報道を受けて一部の歯科医が「私の診療所ではビスフェノールAは使っていません」とコメントを出したため、騒ぎに輪をかける結果になってしまいました。

結論を先にいうと、日本の歯科材料メーカーでビスフェノールAを成分として添加しているものは一つもありません。一九九七年一一月には米国歯科医師会も独自の実験データを発表し、ビスフェノールAは検出されなかったことを公式にコメントしました。

そこで私たちが通常受けている歯科治療をもう一度考えてみましょう。小さな虫歯ならコンポジットレジンという強化プラスチックを詰めます。それは時間の経過で摩耗してくることはありますが、これが最もポピュラーな材料でしょう。最近ではあまり耳にしなくなったものにアマルガムがあります。アマルガムには水銀が含まれており、環境汚染と生体への安全性が懸念されています。ヨーロッパではアマルガムによる治療を原則禁止している国があり、子供や妊産婦には使用を禁じている国もあります。歯の切削量が大きくなると、詰める治療ではまかないきれず、型をとって代用物を使わなければなりません。国が保険診療の中で認めている金属には前述したような一二％金銀パラジウム合金、ニッケルクロム合金、そして、銀合金があります。一見、同じ金属に見えてもその成分は異なり、また治療費も違ってきます。

もう一度、最も多く使用されている一二％金銀パラジウムについて述べてみます。これは俗に金パラと呼ばれますが、成分的には銀を主体にした銀合金に属します。銀の耐食性、耐硫化性、機械的性質を向上させるために、金やパラジウムを三〇％以上含む合金なのです。現在、保険診療用のものは金が一二％含まれていますが、金合金と比較すると鋳造性、耐変色性、口腔内での変色や汚れやすさで見劣りがします。ドイツでは最近、パラジウムの有害性を指摘する声があり、パラジウムフリー（パラジウムを含まない）金属が急速に増えています。

次は銀合金ですが、これはわが国独自のもので、安価で融点が低いため技工操作がしやすいのが利点です。しかし、機械的強度や耐食性、耐変色性に難点があり、使用範囲が限られています。

コバルトクロム合金、ニッケルクロム合金などは、入れ歯のバネや矯正装置、まれにセラミクスとともに使用されますが、ニッケルの溶け出す傾向が大きいこと、口腔内で酸化クロム不動被膜の効果が疑わしいこと、さらに操作性が悪いことなどから、ニッケルクロム合金の使用は少なくなりつつあります。

このように、口の中に使用される金属には色々なものがあります。金属のかたまりばかりではなく、接着のために使用されるいわゆるセメントやセラミクスにも金属が含まれます。また、歯を削除するバーも金属性のものが使用されています。

## ○あなたの「口の中」は大丈夫?

歯科治療の特色は、自然治癒力が失われた歯牙の形態や機能を回復するために人工素材を使用することです。歯科で用いる材料や機器で望ましいのは、生体にとって無害で、安全性が高く、強度があり、操作性の良いものです。しかし、現実はわずかに口腔内に装着されている金属性の補綴《ほてつ》修復物は唾液や食漬などによって、腐食性の変化が表れ、金属物質が溶け出してしまいます。金属から溶け出した物質は、生体へ害を及ぼすことがあるため、歯科用に使う金属には厳しい条件がつきます。そのため、細胞毒性試験、浸漬試験、電気化学的試験、生体内埋入試験などの各種試験が行われ、口腔内での金属変化、及び生体への影響について研究されています。

口腔内は唾液、歯肉浸出液、食渣などの電解質の存在、細菌から出る酸や硫化水素、温度変化、噛む力などにより、過酷な環境にあります。現実的には歯と歯の間、歯肉との境界では溶出した金属がたまりやすく、中には高い濃度のところもあるはずです。「あるはず」というのは、そのわずかな量を計測できる確実な方法がなく、口腔内での実験は行われていないためです。

多くの日本人の口の中は、治療に使用する色々な歯科材料が認められます。もう一度、自分の口の中をのぞいて、観察してみる必要がありそうです。これからの時代の治療では貴金属やセラミクス、グラスファイバーなど同じ素材で、統一した治療を行うのが、歯だけでなく体の健康にも良いのだといえそうです。

## ○歯と体、どちらの健康が大切か

考えてみれば、虫歯菌も歯周病菌も人類が長い間共存してきた菌なのです。それらの菌を撲滅させることは決して悪いことではありません。しかし、市場に数多く売られている口腔ケア商品やフッ素に関して私たちはもう一度、慎重に考えなければなりません。

フッ素を使用しなくても虫歯は予防できるのではないでしょうか。わずか一割から二割の虫歯減少のために、危険な化学物質を口の中に入れる必要性はあるのでしょうか。私自身、フッ素に関してはまだ勉強不足であり、諸外国の最近の情報を報告したに過ぎず、フッ化物応用を全面的に中止せよと声を荒げる気持ちはありません。

ただ、できることなら患者さんは治療を受ける前に担当医がフッ素などについてどんなポリシーのもとに考えているのかを事前に感じとって、自分自身で使用を決めるのが望ましいのではないでしょうか。歯科医自身もまた、患者さんの歯の健康を体全体の健康と併せて考えることが大切です。参考のために、世界的に注目されている化粧品、石けん、シャンプーなどに含まれる化学成分の危険性を挙げてみましょう。

Ｉ　グリセリン

クリームやローションに含まれますが、皮膚から水分が吸収されるため、結果的に逆に乾燥肌を悪化させてしまいます。大気中の湿度が六五％以上ないかぎり、グリセリンは肌から水分を奪い去る可能性があります。

Ⅱ　ラノリン

モイスチャー成分として配合されていますが、これらの中には羊やウールの殺虫・雑菌に使う農薬が含まれています。

Ⅲ　ミネラルオイル

モイスチャー成分として配合されている油であり、ワセリン、パラフィン、プロピレングリコールと同じものです。ただ、名称が違うだけに過ぎません。

ミネラルオイルは皮膚自身が持つ自然な油分を分解してしまう働きがあり、グリセリンと同様に乾燥肌をさらに悪化させてしまいます。特にベビーオイルやコールドクリームなどに配合されているものは注意すべきです。

Ⅳ　プロピレングリコール

最も危険性の高い保湿剤であり、赤血球の減少を起こすため、現在はこの成分の使用は少なくなっています。動物実験によれば過度な使用で起こる肝機能障害、腎臓障害が明らかになっており、女性で「アクネ発疹」と呼ばれる症状を訴える人も少なくありません。

V　ラウリル硫酸ナトリウム

多くの石けん、シャンプー、歯磨き剤に使用されている陰イオンの洗浄剤です。皮膚を通過して血液に入り、特に目に蓄積することがわかっており、眼球組織の細胞内で相当量のタンパク質を変質させると報告されています。また、白内障の原因にもなるともいわれています。

## ③間違いだらけの歯の常識Q&A

Q　歯が弱い人はカルシウムをいっぱい摂ればいいのですか?

A　赤ちゃんが母親の胎内にいるときは、母親から充分な栄養補給をしてもらっています。特に、重要な骨や歯の形成にとってカルシウムはたくさん必要ですから、妊娠中はカルシウムを充分に摂るようにしなければなりません。乳幼児期以降も成長過程においてカルシウムは重要な栄養成分です。乳歯から永久歯に生え変わって、歯の根までしっかり成人の歯が形成されるまではカルシウムはとても大切なのです。

しかし、大人の歯が完全にできてしまえば、歯の中でカルシウム吸収の代謝はしなくなります。したがって、大人になってからいくらカルシウムを多く摂取しても、もう歯は丈夫にはなりません。しかし、カルシウムが大人の骨や全身の健康にとって終生変わらない大事な栄養素であることには変わりありません。体にとって必要なカルシウムが足りなくなると骨がカルシウムを供給して補います。逆にカルシウムを余分にとり過ぎるとカルシウムが骨から溶け出してしまうこともあるために、適量な摂取を心がける必要があります。

**Q**　妊娠すると歯が弱くなるって本当ですか?

**A**　よく言われることですが。全くの俗説、迷信です。
前述したように歯は成人になって完成すると、もはやカルシウムを含む栄養を吸収したりして代謝しないからです。ですから、妊娠しても赤ん坊に栄養を取られて歯が弱くなることはありえません。赤ちゃんの栄養は、母親の血液を通じて送られるので、骨のカルシウムが失われることはあります。そういう意味では歯槽骨に影響することはあります。また、タンパク質をはじめ、普段以上に母親は鉄分やカルシウムを摂取して自分の体が栄養失調にならないように気を付けなければなりません。

妊娠すると、つわりなどで体調が崩れることは確かです。するとホルモンのバランスの関係で歯ではなく、歯肉の方が炎症を起こしやすくなることは考えられます。歯肉炎が悪化したり、歯周病になりやすくなることはあるでしょう。また、食べ物の好みが変わったり、生活のリズムが変わったりすることで、虫歯が悪化することも考えられます。歯磨きをしようとするとつわりで吐き気がしてつい怠けるということもあるでしょう。妊娠中は口の中が不快になりがちなので、注意が肝心です。

Q　私の歯が悪いのは遺伝なのでしょうか。親も歯が悪いのですが…

A　よく「親が悪いから、私も悪い」と嘆く人がいますが、それはナンセンスな言い訳です。親から受け継いだ体質という意味で歯の構造や質が親に似ることはあるでしょう。それでもきちんと正しい歯磨きを心がけていれば、いくら親に似た歯であっても虫歯にならずにすむものなのです。

歯が悪くなるのは、遺伝よりむしろ親の生活習慣と躾によるものではないかと思います。親があまり歯を磨かないような家庭はやはり子供も歯を磨かない。磨くように躾られていない可能性があります。親が自分の歯をきちんとケアしているなら、子供もきちんとした歯磨きを躾られ、虫歯にはなりにくいと思います。そういう意味では、子供の歯が悪くなるか否かは親次第なのです。

**Q**　歯の治療に高価な材料を使えば、一生持ちますか？

**A**　自然の歯に近く、耐久性もいいセラミクスなどの高価な材料は確かにプラスチックなどよりはるかに持ちがいいと言えます。しかし、アクセサリーなどと違い、時々飾って使うものではありません。常に歯の一部として毎日の食事のたびに酷使するものですから、一生持つという保証はできかねます。詰めたり被せたりしたものが取れてしまうのは、素材が磨耗する以上に素材を接着している歯が虫歯になったり、歯周病などで歯ぐきがだめになったことなどが原因の場合が多いものです。

本人がいかに毎日きちんとケアをして、歯や歯ぐきを悪くしないように気を付けるかどうかで、持ちは違ってきます。どんなに高い素材を使ったとしても耐久度は本人次第というわけです。

Q　食後のガムは歯の食べカスを取るというのは本当ですか？

A　道に落ちていたガムの食べカスを靴底にくっつけて困った経験はほとんどの方がおもちでしょう。ガムのネバネバが色々なところに粘りついて黒ずんでいるのはいかにも汚いものです。でも、このような粘りの状態を口の中に当てはめることはできません。あの粘りで食べカスを取ってくれるのではないかと思いがちですが、残念ながらそうではありません。

口の中でしばらく噛んでいるとガムは確かにネバネバしてきますが、歯や舌について取れなくなることはありません。唾液が出るために歯の表面がツルツルした感じになっているはずですが、残念ながら口の中の汚れを取ってはくれません。逆に歯の隙間についた汚れを押し込む可能性が高いので、かえって歯には悪いといえそうです。ガムはミント系のスーッとする味やピリッとした味のものが多いので、口の中が爽やかになりきれいになったような錯覚を起こすのではないでしょうか。シュガーレスならそれほど害はないでしょうが、普通の砂糖や果糖が入っているガムは明らかに虫歯の原因になります。

Q　歯科医院で肝炎やＨＩＶなどの感染症にかかる可能性はありませんか？

Ａ　歯科医院に限らず、医療機関における病気感染は大きな恐怖です。特に患者さんの血液に触れる機会の多い医師や看護婦などの医療スタッフは一般の人よりはるかに感染する機会は多いものです。特に命に関わる肝炎やエイズにつながるＨＩＶは非常に恐ろしい病気です。まれに病院において肝炎ウィルスの感染事件が起きることがあります。記憶に新しいところでは、平成六年に東京のある病院で肝炎の連続感染事件がありました。いまだに感染の原因がわからないなど、病院の管理体制に疑問が投げかけられました。

歯科医院においても、血液や体液には治療中に触れないわけにはいかないので、万全の注意をしています。注射針など使い捨てられるものは必ず廃棄処分し、治療器具は毎回完全に消毒して使用します。患者さんを一人治療したら、歯科医は必ず手を洗い、消毒をしてから次の患者さんの治療にあたります。

歯科医院では患者さんから患者さんへ、歯科医から患者さんへ、肝炎やＨＩＶが感染するおそれはありませんし、そういう例もありません。心配はご無用です。もし、歯科医が慢性肝炎などに感染していても、きちんと手袋をして治療すれば、歯科医の血液や体液が患者さんの口や歯ぐきに付着することはありません。

Q　親知らずは必ず抜かなければいけないのですか？

A　いいえ、そんなことはありません。顎にちゃんと生えるスペースがあって、きちんと生えてくれれば、何ら問題はありません。また、レントゲンで見るとわかるようにほとんどの人の親知らずの歯は歯肉の中に埋もれており、そのままずっと炎症も起こさずにいれば放置しておいても問題はありません。しかし、現代人は顎が小さくなり、ただでさえ歯並びが悪いので、親知らずが生えるスペースがない人が多いようです。そのため、歯ぐきの途中から飛び出してきたり、曲がっていたり、とんでもない生え方をしていたりします。そういう歯は歯磨きをしても磨きにくく、結局は虫歯になるか、頬の肉を噛む癖になったりするので抜いたほうが良いでしょう。

# 第二章　歯科医療の実態

## ○患者が歯科医を選ぶ時代

歯科で行う治療には、虫歯や歯周病の治療、矯正治療、それに併せて入れ歯やブリッジを入れたり、最近では、インプラントなどと色々なケースがあります。いずれも健康で、可能な限り日々の生活には問題がない状態に近づけることが治療目的です。歯科医の力量が問われるのもこうした治療がうまくいくかどうかです。しかし、歯科治療は非常に専門的で素人目にはその歯科医が良い治療をしているどうかはわかりにくいと思います。大抵は、治療後数日して物を食べたり飲んだりしたという生活の中で、どうも調子が悪いとかいい感じだとかがわかりますが、治療直後は多少の違和感が伴うのが当たり前で、すぐには判断がつきません。

そこでここでは素人にもわかる歯科治療の善し悪し、そのチェックポイントについて簡単に述べてみたいと思います。また、失敗しない歯科医のかかり方についても触れてみます。これまで受けた歯科治療について疑問を感じたことがある人は、次回歯科医院へ行くときの参考にしてみてください。

何度か述べましたが、現在、歯科医院はどんな町にも何軒もあります。歯科医の数も多く、少し過剰気味ではないかと思われるほどです。実際にこれからは、標準以上の技術を持った歯科医でなければ経営困難になるでしょう。歯科医にとって厳しい時代である反面、患者さんにとってはいい時代だと言っていいでしょう。これからは患者さんが歯科医を選ぶ時代なのですから。

## ①こんな治療には要注意

### ○ただ詰めるだけ、被せるだけの治療はこんなに危険

虫歯は進行具合によって治療方法が違います。歯の表面がわずかに傷んだものから、ポッカリと穴があいて底が見えるような状態までさまざまです。進行具合はC１～C４という記号で表されます。程度が軽ければ軽いほど治療も簡単で、再び虫歯になる可能性も低くなります。

**初期の虫歯**

ごく軽い虫歯（C１）の場合、患者さんには全く自覚症状がありません。もちろん痛み

も違和感もありません。よく見ると表面にわずかに色が変わっているところがある程度で、治療は色が変わっている部分だけをほんの少し削って、周囲に広がるのを防ぎ、詰め物をします。素材は前述した複合レジンという高分子材料が主流です。以前はアマルガムが中心でしたが、現在は健康上の問題などから複合レジンが主流になっています。この段階で治療を完璧にしてしまえば、あとは歯磨きをきちんとすることで虫歯の再発は防ぐことができるでしょう。

削るのはごくわずかですから、治療自体は比較的簡単です。ただ、痛みなどの違和感が大きいとしたら問題です。また治療後、しばらくしてから詰め物が取れたり、歯磨きをきちんとしているのに周囲が再び虫歯になるようなことがあれば、良い治療とはいえません。最初の段階よりも悪化させてしまっています。C１の場合の治療は「自覚症状もないのに悪くない歯を削られた」と思う方がいます。これは間違いで、この段階で進行を食い止めることが結果として一番いいのです。歯と詰め物に段差がないことがよい治療のポイントでしょう。

## やや進行した虫歯の場合

次の段階のC2では、温かいものや冷たいものが時々しみる、ズキズキした痛みがたまに出るなどの自覚症状が表れます。この段階から虫歯の進行も早くなるので、治療も急がなければなりません。治療はC1と同じですが、削る範囲はやや大きくなります。隣の歯に侵食している場合はそちらの歯も削って治療します。詰め物はインレーといい、素材の多くは金属になります。保険診療内ならパラジウムという合金を使います。治療の善し悪しの判断基準は、やはり治療後に詰めたものが取れたり、治療後の違和感があったりしないかどうか、です。完璧な治療ならケア次第で虫歯は防げるはずです。この場合、治療後に知覚過敏の症状が長く続くことがあります。

## ひどい虫歯の場合

C3の段階は、ポッカリと歯に穴があいた状態です。虫歯は歯髄いわゆる神経に達しています。痛みが最もひどくなるのもこの時期で、市販の鎮痛剤では抑えることができないくらいです。治療は歯髄が生きているか否かで違いますが、痛みがあるのは歯髄が生きている場合で、虫歯になっている部分とともに歯髄を取ってしまいます。「神経を抜く」「神経を殺す」というのがこの治療で、高度な技術が必要になります。歯科医の腕がわかるのもこの治療です。治療の順序は、まず麻酔で痛みを抑え、無菌状態にして歯髄を除去します。完全に痛みがなく、無菌状態で歯髄を完全に取り去る「無痛、無菌、無髄」が鉄則です。このうち一つでもおろそかにすることはできません。治療後は、他の虫歯治療と同じく詰め物をします。もはや神経はありませんが、完璧に詰めないと中で化膿し、さらに深い部分に進む恐れがあります。治療自体に痛みを覚えたり、治療終了後にまた痛みが起こったりしたら、処置のいずれかが不完全だった可能性が考えられるでしょう。

同じC３でも神経が死んでいる場合には、痛みがありません。また神経を取ってそのままにしておくと悲惨なことになります。歯の根っこのほうまで雑菌が入り込み、骨まで炎症が進むこともあります。運よく、途中まで痛みがなくても、いずれ激痛が襲います。それは頬に触るのも恐ろしいほどの痛みです。実は痛みがないほうがあとが怖いのです。ここまでくると治療は一筋縄ではいかなくなります。歯髄を全て取るだけでなく、歯髄の周辺、最も深い根管まで殺菌してきれいにしなくてはなりません。治療は一度や二度ですめば良いほうで、何度も通院しなければならないこともあります。歯の奥まできれいになってから、さらに詰め物をするので時間もかかります。それだけに、歯科医が真剣に治療をしてくれるかどうかが、良心的な歯科医とそうでない歯科医の分かれ目となります。

**末期の虫歯の場合**

Ｃ４になると虫歯も末期状態で、歯冠部、つまり歯として見える部分はほとんどない状態です。神経を抜いてしまったあとで、治療を止めてしまったケースに多いのがこの状態です。神経を抜いたあとなら、痛みはあまりないでしょうが、虫歯自体は進行していきます。こうなると残った部分を抜くしかないと考えて下さい。抜歯した場合、その後をそのまま放置してはいけません。一本でも歯がない状態にしておくと、その列の歯並び全体が影響を受けて隙間ができるなどの問題が生じます。そのための治療法としてはブリッジ、入れ歯、インプラントなどで人工的に歯を入れなければなりません。どの方法を取るかは、抜歯した歯の場所、抜歯後の状態によって違います。元の歯の状態に可能な限り近づける治療をすることが鉄則です。

**○重要なのは歯の噛み合わせ**

虫歯などで歯を削ったり、抜いたりしたあとの治療で最も重要なのは、正しい噛み合わ

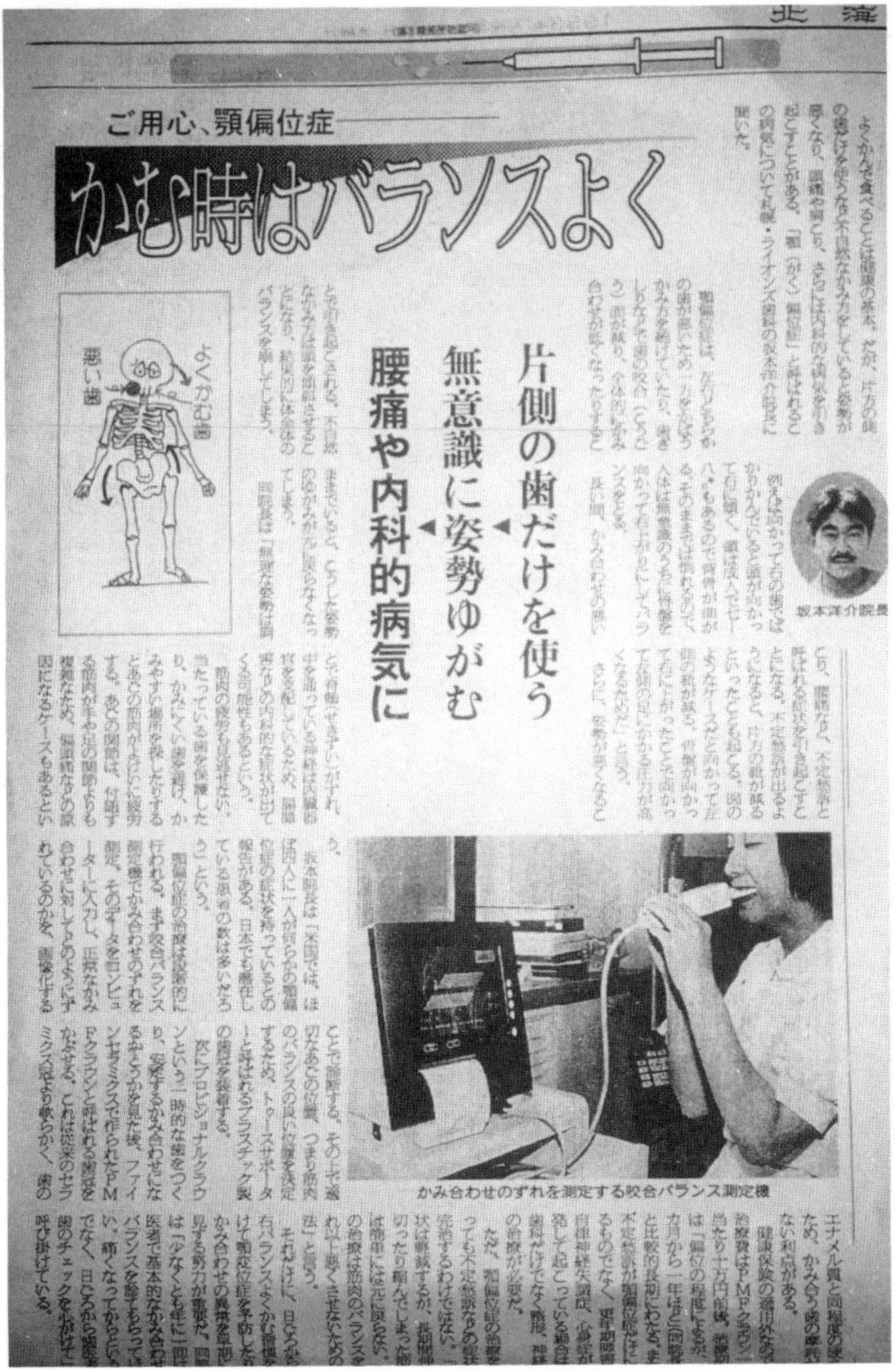
ご用心、顎偏位症

かむ時はバランスよく

よくかんで食べることは健康の基本。だが、片方の歯だけを使うなど不自然なかみ方をしていると姿勢が悪くなり、頭痛や肩こり、さらには内科的な病気を引き起こすことがある。「顎（がく）偏位症」と呼ばれるこの病気について札幌・ライオンズ歯科の坂本洋介院長に聞いた。

片側の歯だけを使う
▼
無意識に姿勢ゆがむ
▼
腰痛や内科的病気に

坂本洋介院長

かみ合わせのずれを測定する咬合バランス測定機



噛み合わせのバランスに関する記事（次のページも）。

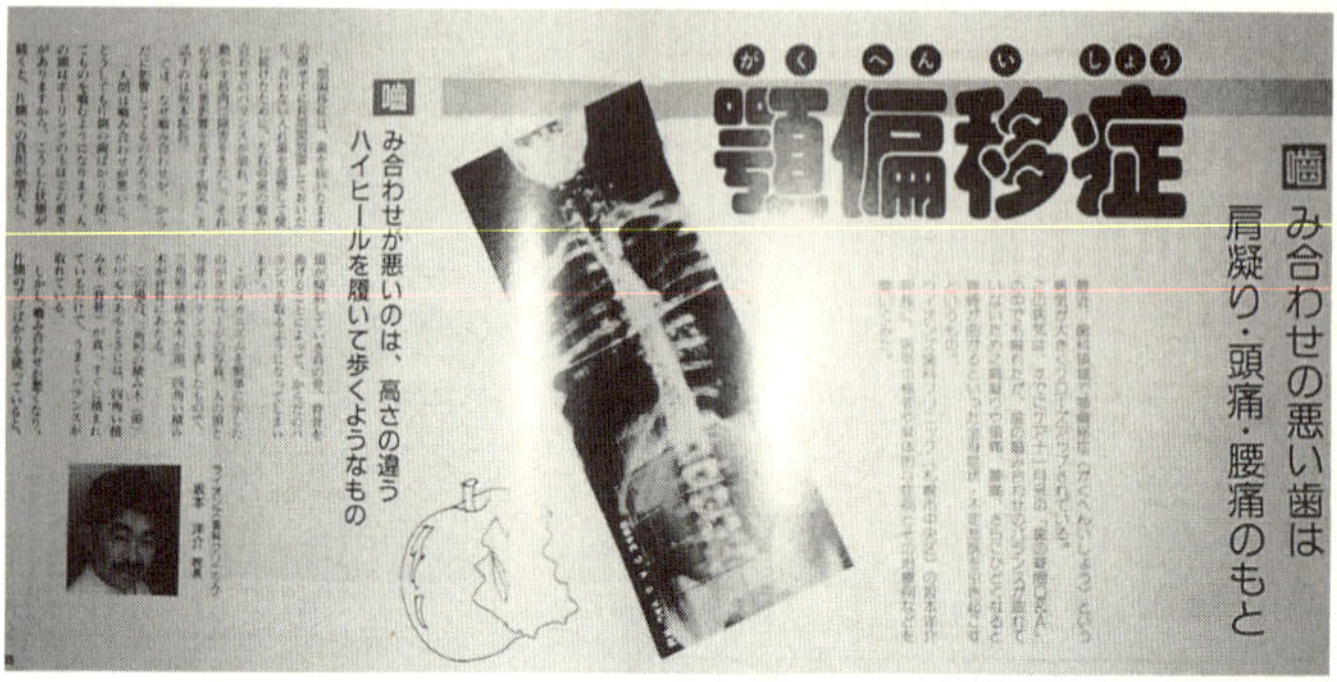
噛み合わせの悪い歯は
肩凝り・頭痛・腰痛のもと

# 顎偏移症《がくへんいしょう》

噛み合わせが悪いのは、高さの違う
ハイヒールを履いて歩くようなもの

せにすることです。インレーでもクラウンでもあるいは入れ歯、ブリッジでも正しい噛み合わせにならなければ治療は失敗です。欠けた部分をどんなにしっかり補強しても、以前と噛み合わせが違ってしまうと、大変つらい結果になることがあります。単に「ものが噛みにくくなった」というだけではすまない場合が多いのです。

例えば、奥歯の一本にインレーを入れて、少し前よりその歯が高くなってしまったら、咬み合わせ全体が狂ってしまいます。そうなるとなんとかうまく噛もうとして常に顎が歪んだ状態で行うことになり、頭痛や肩こり、首の痛みをどんどん引き起こすことがあります。それは全身に影響することもあります。だからこそ、歯科医は丁寧に噛み合わせの状態をチェックしながら、治療を行うものです。虫歯治療をしたことがある人なら、歯科医に薄い紙状のものを噛まされて「カチカチと噛んで下さい」といわれたことがあるはずです。この方法で、歯科医は噛み合わせが以前と変わっていないかどうかをチェックしているのです。

ただし、患者さん本人は治療直後はその歯が高く感じることがほとんどです。歯を削ったり抜歯したあと、インレー、クラウンなどができて接続するまでは約一週間くらいかかります。その間、欠けた部分はプラスチック状の詰め物がしてあるだけになっているので、新しいものを入れるとどうしても高く感じてしまいます。明らかに高いなら治してもらうべきですが、かすかに「高いな」と感じる程度なら、あと一週間ほど様子をみます。一週間を経てやはり高いと感じるのであれば、調整をしてもらいましょう。大抵は、治療後のチェックのために再来院の予約が入れられます。こうしたチェックは必ず行わなければなりません。もし「治療は終わりました。さようなら」という歯科医がいたら問題です。

噛み合わせに関しては、慎重すぎるくらいがちょうど良いのです。

## ○歯周病はよほど悪化しない限り切る必要はない

以前は年を取って歯がグラグラしてきたら、いずれは抜けてしまうのは仕方がないと考えられていました。その原因は虫歯のこともありますが、多くが歯周病です。そこでグラグラしている歯を抜いてしまうのは当たり前だったのです。歯のない総入れ歯の人がお年寄りに多いのはそのためです。今日では歯周病はそれ以上の悪化を防ぎ、治療や充分なケアをすれば回復するという認識が広まってきました。歯周病は歯と歯ぐきについた歯垢が主な原因となって起こります。歯垢は細菌のかたまりであり、放置しておくと歯石になります。治療の基本は歯科医や歯科衛生士が、この歯垢や歯石を取り去ることから始まります。

状態にもよりますが、歯の表も裏も隙間も徹底的に取り除かなければならないので、結構時間がかかります。歯垢や歯石の除去が終わると、マッサージの指導になります。歯周病予防、悪化を止め、歯肉を回復させるために最も重要なのはマッサージです。歯ぐきが炎症を起こしているのでマッサージで出血することも少なくありませんが、問題のある出血ではないので構わず続けます。歯周病へのマッサージの効果は絶大です。患者さん自身が一週間も続けていればかなり良くなります。歯垢、歯石の除去とマッサージ。よほど悪化していない限り、歯周病はこれで回復します。あとは本人の真面目な努力次第で健康な歯ぐきを維持することができるのです。力のかげんは耳を掃除するくらいの弱い力がよいでしょう。

歯がグラグラして歯ぐきが下がると、歯が長くなったように見え、痛みも出始めます。そこまでひどくなると歯ぐきから歯槽骨までが炎症を起こしており、歯槽骨が溶け出している場合もあります。そうなると手術しか方法がありません。しかし、そこまで悪くなる前に歯周病のひどい状態で気づくのが普通です。歯周病のＳＯＳサインは歯がぐらつくだけでなく、口臭がひどくなることです。臭いの元は歯垢、歯石、そして炎症を起こしている歯ぐきです。若い人は敏感なのですぐに歯科医院に行くことが多いのですが、中高年になるとあまり気がつかない人が多いようです。口臭は大変に困った問題であり「これは歯科医院に行かなければ」ということになるのですが、もはや手遅れになっていることも少なくありません。

歯はなるべく抜かない。可能な限り、歯を残して回復治療をするというのが、現代の歯科治療の基本です。いまどき、少し歯がぐらつくぐらいで歯を抜くという治療は考えられません。もし、そんな判断を下す歯科医がいるとしたら時代遅れです。他の歯科医をあたったほうが良いでしょう。

## ○ただ埋めるだけのインプラントでは意味がない

インプラントは治療法が確立しており、最も注目されている治療法です。歯槽骨（歯が生えている顎の骨）に人工の歯根を埋め込み、それを柱にして人工の歯を被せます。この方法だと、入れ歯やブリッジが合わないなどの不快感がなく、自分の歯に近い感覚になるところが大きなメリットです。人工の歯根の素材はチタン、セラミクス、アパタイトなどです。ただ、この方法は高度な治療である分、注意すべき点もあります。

第一に、歯槽骨を削って人工的に歯根を植えるので、もともとの骨がしっかりしていることが治療の前提条件になります。

第二に、人工歯根の素材は人間の体になじみやすいものですが、その人の体質や病気によっては避けたほうが良い場合もあります。例えば、骨の病気、心臓病や糖尿病などの病気がある人は、主治医や担当の歯科医とよく相談した上で治療にあたったほうが良いでしょう。

第三に、きちんとケアをしないと歯周病などにもなってしまいます。自前の歯より充分に歯磨きをしなければなりません。歯科医のアフターケアや本人の歯磨きが治療の寿命を大きく左右することはいうまでもありません。

インプラントを行う歯科医に求められることは、あらかじめその人の歯や骨の状態を充分にチェックし、病気や体質を把握した上で治療することです。

こうした入念な診断をしないような歯科医にはインプラントを任せるべきではありません。もし、誰にでも「インプラントは絶対安全」「インプラントは一生大丈夫」などと安易に言うようであれば、治療は断ったほうが良いでしょう。単に歯を埋め込むだけの治療をされてはあとで悲惨な結果を招く危険が大きくなります。

インプラントを行うなら、充分に専門的な勉強をした治療経験豊かな歯科医を選ぶべきでしょう。

## ○歯は美しいだけではいけない

明眸皓歯《めいぼうこうし》とは「美しく澄んだひとみと白い歯」という意味で、美人の条件とされています。歯科においても歯自体の色や形、歯並び、口元を美しくする治療が可能になりました。審美歯科という科目がその専門で、一般の歯科にはないさまざまな治療を行います。口元には色々な要素があります。歯そのもの、歯並び、歯ぐきと歯のバランス、唇の形と歯・歯並びとのバランス、そして顔とのバランス。さらに笑ったときの口元の表情の変化。そんな多くの要素が絡み合って口元の表情が構成されます。

審美歯科ではこうしたさまざまな要素を検討し、その人にとって最もふさわしい治療を提案します。美しさは人によって違い、理想の口元は一人一人違うものです。実際の治療も多岐にわたります。歯の色を美しくするクリーニングやホワイトニングのほか、歯に人工エナメル質を接着するラミネート治療や、歯並びを良くする矯正治療、それに前述したインプラント治療もあります。こうした治療をする上で重要なのはその人に合った自然な美しさを目指すことです。誰にでも同じ理想を押し付けることなく、年令、職業などを考慮し、一人一人に合った治療をすることです。そのためコンサルティングを中心に心理面、精神面でのチェックやメンテナンスも充分にしていきます。これは他の歯科にはない特徴です。

前述のような手順をきちんとふむ歯科医でなければ治療を任せてはいけません。費用にしても保険は適用されない場合が多いため、それだけにいかに患者さんが納得し、満足するかが鍵になります。また、歯や口元を美しくするというと、ただ「美しさ」だけを追求しているように思われますが、実際には歯、歯ぐき、顎などが健康であることが重要です。いわば、機能美を追求することが同時に外見上の美しさにつながることを付け加えておきます。これが、審美歯科と美容歯科の違いになるのかもしれません。審美歯科では歯を白くするための一時的なマニキュアなどの治療は積極的には行いません。

審美歯科についての詳細は第四章で述べています。

## ②こんな歯科医はやめなさい

### ○誤った治療を受けてからでは遅い

現在、日本の歯科医はおよそ八万人います。患者さんが自分の生活圏にある歯科医院を数えただけでも何十件もあることでしょう。その中から最良の歯科医を選び出すのは容易ではありません。同業者として恥ずかしいことですが、歯科医の中には確かに勉強不足、未熟な技術の歯科医、あるいは儲け主義の歯科医が存在することも事実です。そこでここでは、一九九三年、アメリカの消費者グループと弁護士グループとが協力して作った要注意歯科医チェックリストをご紹介してみましょう。社会環境も医療体制も違う国のものですが、内容的には日本とほぼ同じことが言えると思います。このリストを参考にすれば少なくとも治療を受けるのは避けたほうがいい歯科医、レベルの低い歯科医だけはわかると思います。ちなみに、ⅠからⅣまでの項目がアメリカのチェックリストをもとにしたもので、残りの二項は私なりの考えによるものです。

## I　知らないこと、未経験のことを一方的に批評する歯科医

良い歯科医というものは、たとえ自分の腕に自信があっても勉強は怠らないものです。医療は日進月歩、日々新しい発見や技術革新が生まれています。したがって、歯科医は常に歯科研究がどうなっているかに興味を示し、自分は時代遅れの治療、未熟な治療をしていないか検討する必要があります。すでに治療法の確立したものであっても謙虚に自分自身を検証する必要があります。

しかし、そうはいっても歯科の分野でも専門化、細分化が進んでおり、絶えず患者さんの治療にあたっている歯科医が全ての情報や新知識を取り入れて技術に習熟することは不可能です。当然、知らないこと、できないことがあるのです。例えば、患者さんがどこからか聞きかじってきた知識で「先生、レーザー治療は良いそうですね」と言ったとします。レーザー治療のことは歯科医なら誰でも知っていますが、治療機器を備えている歯科医はまだごくわずかですから、実際に治療を行ったことがない場合も多くあります。

ところが、見栄っ張りの歯科医は「レーザーなんかダメだ」と突っぱねてしまいます。自分のできないところを指摘されてプライドを傷つけられたと思ってしまうのでしょう。こういう態度は良い歯科医の取るべき態度ではありません。そんな患者さんにあえて答え

るなら「レーザーは最新治療として注目されていますね。治療後に虫歯になりにくくなるなど、色々なメリットがあるようです。でも、残念ながら、私はまだ手がけたことがないんですよ。ただ他の方法でも充分に対応することができますから……」などと言えば良いのではないでしょうか。知らないことを知ったかぶりしても、知らないからと言って突っぱねても仕方がありません。そんな未熟な精神構造では人の健康を預かる医師としては失格だと、このチェックリストは言っているようです。

### Ⅱ 他の歯科医院の治療を平気でけなし、患者を不安に陥れる歯科医

歯科医に限らず、他の病院の治療をけなす医師は多いものです。患者さんにこれまで受けた治療内容を聞くのは、今後の治療法を決定するために役立ちますが、そのときに「前の医院ではそんな治療をしたの？　ひどいなぁ」などとうっかり言ってしまう医師がいます。それは本当にひどい治療だったのかもしれませんが、一方では単に自分と違う考え方による治療であった可能性もゼロではありません。このような発言の陰には、他者をけなすことで自分の優位性を示そうという幼稚な発想があります。他者をけなすことは、患者さんを不安にさせるだけで、自分の治療が優れていることの証明にはなりません。むしろ、

患者さんは医療全般、医師全体への不信感を抱くだけかもしれません。

信頼の関係とは患者さんと医師の間に築かれるものばかりでなく、同時に日本の医療体制全体にも当てはまるものでなければいけないのです。自分だけが優れていて他はダメだと主張するのは、自分が身をおく業界全体をおとしめることにつながります。

このような歯科医では、医療人としてのモラルを疑わざるを得ません。

## Ⅲ　歯が悪い歯科医

これはいわゆる「紺屋の白袴」「医者の不養生」ということなのでしょうが、少なくとも歯科医療に携わる人間が、自分の歯を健康な状態にしておけないのではプロとして失格です。例えば、ファッションセンスの悪い店員ばかりのブティックで自分に似合う服のアドバイスを受けたいと思うでしょうか。厨房でカップラーメンをすすっている料理人の作る料理をおいしそうだと思うでしょうか。私は、歯科医が患者さんに信頼してもらうためには、自分が健康な歯をしていることが必要条件だと思います。「医者の不養生」にしても体調の悪い医師に診察してもらうなど真っ平です。それに、自分の歯が悪いことが気にならないようなら、他人の歯に注意が行き届くかという疑問も湧いてきます。「虫歯くらいどうってことない」と思っている歯科医には誰だって虫歯の治療などしてもらいたくありません。

歯科医は、まず健康できれいな歯であるのがマナーではないでしょうか。

## Ⅳ　やたらに歯を削り、金属を詰めたがる美意識の欠如した歯科医

歯は、できることなら削らず、抜かず、保存できたほうが良いに決まっています。構造的に、歯というものは一度虫歯になると決して元には戻らないのです。体の他の個所はひどいケガをしてもそれなりに皮膚や骨が再生し、ある程度元の状態に戻ります。しかし歯はそういうわけにはいかず、放置しておいては進行するだけで、自然治癒することはないのです。したがって、何より虫歯は早期発見、早期治療しかありません。そうすれば削るのも少しで済み、治療も早くて済みます。それにもかかわらず「虫歯ですから、削って治療します」と有無を言わせず、ガリガリと削って金属を詰めてしまう。そんな歯科医は前世紀の遺物、歯科医として三〇年は遅れています。虫歯を削って治療するのは場合によっては仕方ないのですが、問題はその削り方と処置の仕方です。

削ったあとを補修するのは、主に詰め物（インレー）、被せ物（クラウン）です。その

材質も前述したように金や銀、パラジウムなどの合金、合成樹脂やセラミクスなど多種多様です。それぞれに費用も含めて長所短所があり、患者さんの歯や体質によって選択されます。昔は詰め物、被せ物というと、金や銀が頻繁に使われましたが、今はかぎりなく自然に近い素材が追求され、セラミクスなどのように耐久性が強く、自然なきれいな歯が作られるようになりました。患者さんのニーズも、費用と照らし合わせながら、自然に近い素材での治療を求める声が多くなっています。それでも、いまだに金歯や銀歯を平然と薦める医師がいたら、その美意識のなさ、時代感覚のズレを揶揄されても仕方のないところです。

口の中の金属は、その人を野蛮な印象にします。歯科医院は前述した意味も含めて、金歯、銀歯の製造工場ではないということです。

## V　最初に治療計画を立てられない歯科医

医師は治療する前に患者さんの健康状態と病気について詳しく説明し、どんな治療が必要か、あるいは可能かを伝えなければなりません。そして、患者さんの同意を得てはじめて治療を開始します。これがインフォームド・コンセント（説明と同意）の始まりです。

歯科医院での治療計画には、治療の内容、通院回数、費用、治療後のケアの説明などが含まれます。事前に充分な説明がなされ、患者さんには納得の上で治療に同意してもらわなければなりません。ただ、患者さんの歯の状態を診ても、治療計画を立てられない歯科医は論外。こんな歯科医に治療を受けたらどんなトラブルが生じるかわかりません。

## ③歯科医にかかる前に知っておきたい治療法

### I　歯周病　歯を抜かないで済む方法もある

歯周病はある程度進行していても、正しいブラッシングで回復させることができますが、歯がグラグラとゆれ、歯槽骨が溶け出すまでになると、歯を抜いて治療をしなければなりません。しかし、重症になる前なら、歯を抜かずに残すこともできるのです。その方法とは、歯はそのままにして、歯槽骨を人工骨と人工粘膜（ゴアテックス）で補強するというもの。歯周病で歯槽骨まで破壊されている状態でも、ある程度の条件が整えば、人工骨を使って歯槽骨を増強する方法が可能です。完全に健康な歯というわけにはいきませんが、少しでも自分の歯を残すことができ、入れ歯にする時期を少しでも遅くすることができます。ただし、それには費用も時間もかなりかかることは予め覚悟しなければなりません。抜歯して入れ歯にするか、自分の歯を残すか。どちらにするかは本人次第ですが、最近の歯科技術では、こうした方法もあるということを覚えておいても良いでしょう。

## Ⅱ　歯肉炎　定期検診のすすめ

リンゴのような硬いものをかじると歯ぐきから血が出たり、歯ぐきがなんとなく赤く腫れているような状態だとしたら歯肉炎の始まりです。歯周病のような歯槽骨に及ぶ症状ではなく、歯肉そのものが炎症を起こしている状態のことです。通常は歯を磨くときに歯ぐきも丹念にブラッシングすればほとんど治ってしまいます。歯や歯ぐき、口の中の状態が気になったときに歯科へ行くのが一般的ですが、それ以前に歯科で定期検診を受け、悪いところがないか確かめるのです。特に悪いところがなかったら、歯石を取ってもらって歯や歯ぐきを清潔にしておくと、気分も爽やかになるでしょう。

## Ⅲ　最新クリーニング法

半年に一度、定期的に歯や歯ぐきの検診を受ける場合、是非行っていただきたいのは、歯と歯ぐきのクリーニングです。特に歯石を取ってもらうことは重要です。細菌のかたまりのような歯石は自分で歯を磨いてもほとんど取り除くことはできないので、医師による専門的な処置が必要です。

現在、歯科によるクリーニングは三つの方法があります。第一には、昔ながらの方法で歯科医が器具を使ってカリカリと手動で取り除く方法。これはほとんどの方は経験があると思います。次に、超音波によって取り除く方法。三番目はプロフィーシステムといって、薬剤を歯の表面に噴射してきれいにする方法です。このように歯石を取り除く方法には種々あるのです。歯石を取り除くだけでなく、例えば、歯の表面は意外に細かい傷がついていて、そこに細菌が付着して虫歯の原因になるので、ポリッシングを行っていつもツルツルにしておくことも大切です。

以上、三つの方法以外にも、最近注目されているレーザー光線による治療で歯質を強化することもできます。歯の溝があまりにも深い場合、汚れがたまって虫歯になりやすいため、予防としても予め溝を埋めてしまうことも可能です。

このように、クリーニングにも色々な方法があるので、歯科医と相談して決めていただきたいと思います。どの方法を選ぶかは、患者さんの歯の状態によりますし、患者さん本人の希望にもよります。残念ながら、予防を前提としたこれらのクリーニングは健康保険の適用にならないことが多いのです。

### Ⅳ　ホワイトニング　白い歯に生まれ変わる

生まれつき歯の色が悪く、それが大きなコンプレックスになる場合もあります、そんなとき、市販の歯磨き剤でゴシゴシ磨いても歯は決して白くなるものではありません。そればかりか、磨き過ぎは歯の表面のエナメル質を削るので、歯にとって良いことではありません。そこでお薦めしたいのが、歯のクリーニングのあと、ホワイトニングという処置を受けることです。歯の色というものは、個人によって微妙に違いがあり、生まれつき白くない人もいます。汚れていないのに黒ずんだり、黄色っぽい人もいます。こんな場合、歯科で歯の色を明るく自然な色にする処置ができます。歯の色がコンプレックスになっているような人は、一度歯科医に相談してみてはいかがでしょう。

### Ⅴ　ラミネートベニア　破損した歯がよみがえる

虫歯の治療で変色をしたり、歯にすき間があったり、歯のごく一部が欠けてしまった場合には、以前はさし歯にしなければなりませんでした。しかし、最近ではラミネートベニア治療といって、歯にセラミクスを貼り付けて元の歯を作りなおすことができるようになりました。歯の根の部分がしっかりと残っていて、歯ぐきから出ている歯の部分が多く残っていれば元の歯の形を復元することができるのです。

尚、この治療は「人工エナメル質治療」とも呼ばれ、急速に普及しています。

## Ⅵ　メタルフリークラウン　オールセラミクスが新潮流

歯に冠（クラウン）を被せて数年が経過すると、歯と歯ぐきの境目が黒くなり、隣の歯との色の違いが気になることがあります。このような歯ぐきの黒ずみは歯ぐきの退縮や使用している冠の金属部分が唾液によって溶け出したとも考えられます。食生活や、唾液の成分は個人によって違うため、人によって金属が溶け出しやすい場合とそうでない場合とがあるようです。また、歯ぐきの退縮によってもこのようになります。

こんなとき、例えば一般に保険適用内で用いられるプラスチックに代えるという方法がありますが、プラスチックは温度の高い口の中では伸び縮みしてしまうために、歯と歯の間に隙間ができてしまうおそれがあります。そこで最近は、金属を一切含まないオールセラミクスクラウンが普及しています。この材料は、強く噛みしめることがない場合に限って、前歯、奥歯に使用することができます。また、レントゲンで歯の内部を確認できることや、金属に比べて熱の伝導性が低いので、熱いものや冷たいものを口に入れてもしみにくいといったメリットがあるので、治療材料の中心になっています。

## Ⅶ　インプラント　第三の歯

歯を失った場合、以前は入れ歯を作るしかありませんでした。しかし、入れ歯はよほど本人にぴったりするものを作らないと、食べ物がよく噛めなかったり、硬いものを噛むと痛みがあったりと、何かと不便なものです。歯科技術が現在ほど発達していなかった頃は、歯がなくなったら即入れ歯が当たり前でした。入れ歯に対する認識も不便なのが当たり前というふうで自分に合った入れ歯の人のほうが少ないくらいでした。また取り外し式の入れ歯は、若い人にとってかなり抵抗がある場合も少なくありません。

それに比べてインプラントは、人工の歯根を顎の骨に植え込んで、根から復元する歯ですから入れ歯よりも自然の歯に近づけられます。もちろん、いくつかのデメリットもあり、自然の歯よりもはるかに入念にケアをしなければなりませんし、健康保険がきかないので費用もかかります。それでも、入れ歯とインプラントでは使い心地だけではなく、精神的な満足感も違うようです。

## ④歯が悪いとこんな「地獄」を見ることになる

### Ⅰ　歯周病は骨が溶ける病気でもある

最近の歯磨きのコマーシャルで最も多いのが、歯周病に関連したものです。歯周病を防止する歯磨き、プラークコントロール用歯ブラシ、糸ようじ、磨き残しを発見する染色剤などたくさんの歯周病関連商品が宣伝され、売られています。以前に比べると日本人もずいぶん口の中の衛生状態に気を使うようになったものだと思いますが、それでも口の中のことなど全く無頓着な方もたくさんいるようです。

歯周病は昔、歯槽膿漏といわれたことがありますが、かなり悪くならないと痛みなどの自覚症状は表れません。このように自覚症状がなく進行していく病気のことをサイレント・ディジージスといい、肝臓病やガンなども末期にならないと症状が表れませんから、この部類に入ります。

歯周病は一般に歯ぐきの病気だと思われています。テレビのコマーシャルなどでも盛んに「健康な歯ぐき」「ピンク色の歯ぐき」と繰り返しているので、ほとんどの人はそう思っています。ところが、これは大きな誤解で、歯周病は歯を支えている骨の病気なのです。骨が溶けるというと、大概の人はおどろくでしょうが、歯周病と言われたらもう骨が溶け始めているのです。しかも困ったことに一度溶けてしまった骨はなかなか元には戻りません。治療によって歯や歯ぐきは回復しても、骨は元には戻らないのです。抜歯せざるをえないレベルまで悪化していると、歯の隙間からウミが出ていることが多く、これを飲み込んでしまっています。そうなると今度は腎臓や心臓などに影響を及ぼす場合があり、内科的にも問題があります。早目に、できれば痛みやグラつきなどの自覚症状がないうちに発見してきちんと処置しないと、一気に何本も歯を抜かなければならなくなります。昨日までは全部自分の歯だと安心していたのに、あっという間に何本も歯を抜かれたらまさに「地獄」です。自分の歯を保っていることは、若さと健康の象徴のようなものですから、歯周病の悪化で突然歯を抜かれると、患者さんは一様に「老い」の烙印を押されたようなショックを受けるようです。

今日でもお年寄りに総入れ歯が多いのは、かつての日本で歯周病に関する知識があまりなく、年を取って歯がグラグラしたら抜かれるのは当たり前という時代が長かったからでしょう。さらに要注意なのは、これまで中高年の病気だと思われていた歯周病が、最近では二〇代の若い人にも増えていることです。

歯周病は決して簡単な病気ではありません。いくら若くても歯のケアが無頓着なままでいると、もうすでに「棺おけに片足を入れている」のと同じだと考えてもいいのでしょう。

## Ⅱ　歯肉炎を放置するとひどい口臭に

歯周病の中でも、歯ぐきだけに限定したのが歯肉炎です。これは骨が溶ける前段階ととらえてもいいでしょう。歯肉炎のうちは歯ぐきが赤く腫れて、ブラシで磨いたり、硬いものを噛んだりしたときに血がにじみますが、まだ歯槽骨までは進行していません。歯肉炎は歯周病よりずっと幅広い年齢層にわたっています。子供でも赤ん坊でも、歯肉炎になります。特に乳歯が永久歯に生え変わるとき、歯並びが乱れて歯磨きがうまくできずに、歯肉炎になりやすくなります。歯肉炎になるとブラッシングのときに歯ぐきから血が出ます。するとと、歯ぐきを傷つけたのではないかと、ブラッシングをおろそかにしがちです。そこで歯肉炎はますます進行し、歯槽骨に達する歯周病になってしまいます。こうなると強い口臭が表れてきます。

多少の出血など気にしないで、きちんとブラッシングしていれば、歯肉炎は数日で治ってしまいます。ただし、力まかせに歯を磨けば良いというわけではありません。歯肉炎を治すためのブラッシングは歯ぐきを適度にマッサージすることであって、歯ぐきや歯が擦り減るほどこすってはいけないのです。歯肉炎を治すには、正しいブラッシング以外には方法はありません。

## Ⅲ　自覚症状のない糖尿病は歯科で発見されることも

歯科と糖尿病がどういう関係があるのかと思われるかもしれませんが、糖尿病が歯科で発見されることは珍しいことではありません。

糖尿病は初期は全くといっていいほど自覚症状がない病気です。そのために発見が遅れ、気がついたらかなり悪化していたというケースが多くみられます。中には、喉や口が渇く、全身が痒い、疲れやすい、痩せるなどの症状が表れる人もいます。歯科医院には時々、「口や喉がカラカラに渇く」、あるいは「歯ぐきがなんとなくしっくりしない」「口臭がある」など、口の中や歯ぐきの異常、不快感を訴えて来院する人がいます。口が渇いたり、口臭があったりするのには色々な原因が考えられますし、そう特別なことではありません。
ただ、糖尿病にかかると、次第に強い口臭を発するようになり、その臭いもケトン臭（アセトン臭とも言う）といって独特のものです。その臭いで歯科医は「この人は糖尿病だ」とわかるわけです。そこで、歯科医は患者さんに「糖尿病の疑いがあるので、内科に行きなさい」と勧めるのですが、言われた方はかなり驚くようです。まさか歯科で「糖尿病だ」と言われるとは思いもしないからです。甘酸っぱいケトン臭があるようでは糖尿病はかなり進行している状態なので、内科的治療で歯肉の症状がすぐ回復するというわけにはいかないでしょう。

このようにちょっとした歯の異常、口の不快感が実は重い病気の症状の一つだったという場合があります。歯や口の中は、歯や口に限った病気だけが表れるわけではありません。意外にも全身の病気がさまざまな症状として表れる場所なのです。そういうわけで、口の中から全身性の病気を発見することが少なくないのです。

## Ⅳ　親知らずの周りの骨が溶けるエナメル上皮腫

エナメル上皮腫は親知らずを含む骨が次第に溶けていく病気で、放っておくと顎の骨まで侵され、ついには顎骨を削るようなことになってしまいます。これはおもに、親知らずが生えても、とにかくおとなしくしていれば良いのですが、歯肉の中におさまったままで炎症を起こす場合があるのです。本人には見えないので、何が起こっているのかわからないまま進行していきます。親知らずというのは現代ではやっかいな存在になりました。人間もはるか昔には硬いものを食べることが多く、顎も今より発達して大きかったので、親知らずもしっかり生えてくることができたのでしょう。しかし、軟らかいものばかり食べることの多くなった現代人の顎は、昔よりずっと小さく脆弱になってしまいました。そのため、親知らずがきちんと生えるだけのスペースがなくなってしまった人が多くなりました。無理に生えてきても、横に曲がって生えたり、奥歯の脇から顔を出したりとその存在はただ邪魔なだけという場合が多くなってしまいました。奥歯とのバランスがよければ健康な歯として機能するのでそのままで良いのですが、その多くは虫歯になったり、頻繁に頬の内側を噛んだりする場合は、抜いてしまうほうが良い場合もあります。また、生えてこなくても前述したようなエナメル上皮腫になることもあり、これが悪性になると顎を切断して手術する可能性が出てきます。

## Ⅴ　歯ぐきの白い人は白血病の疑いも

頻繁に歯ぐきから出血するので、自分では歯周病だと思っていた人がいました、この人は歯磨きは毎食後に行い、ブラッシングも歯科で教えられたとおりに行っていたので、おかしいとは思っていました。ただ、歯ぐきからの出血の他になんとなく歯ぐきの色が白っぽいというのが気になっていたと言います。そこで歯科に行くと「白血病の疑いがあります」と一般病院での診察も勧められました。

歯科医は歯や歯ぐきの専門医ですが、実は歯や歯ぐき、口の中などに症状が表れる全身性の病気はほとんどわかります。診断できるだけの医学知識を持っていますし、そうした教育を受けています。したがって、患者さんが歯や歯ぐきの病気以外に異常があれば、必ず当人に告げてどんな病院に行くべきかなどアドバイスをします。白血病など生命にかかわる病気の場合、本人にその場で告げるかどうかという告知の問題はありますが、その場合はなんとか家族に伝える方法を考えます。間違っても歯科以外の病気だからといって知らん顔をするようなことは許されません。それが歯科医の務めです。

数年前にある歯科医が患者さんの白血病を発見できずに歯ぐきの治療をしたために出血が止まらなくなり、患者さんが死亡するという事故が起こったことがあります。このような事故はあってはならないことであり、歯科医の重大な責任問題になります。最近では歯科医の間でも全身性の疾患に対する認識を深めるべきであるという議論がいっそう盛んになってきています。

## Ⅵ　舌ガンの原因は歯にあることも

歯科で発見される病気は色々ありますが、同じ口の中にある舌の病気は歯科の範囲内といっても過言ではないほど歯とのかかわりが深いといえます。というのは、口の中の病気で最も怖い舌ガンの原因が歯にある場合が少なくないからです。例えば、歯並びが悪い、入れ歯が合わないなどが原因で、よく舌を噛んでいたり、または舌や歯、口の中を不潔にしていることなどがガンのきっかけになると言われています。

舌ガンは他の多くのガンと同様、始めは痛みなどはありません。知らずに放置しておくと、しまいには舌を切除することになってしまいます。これは大変なダメージです。舌を切除手術する場合、発声に影響し、ほとんどしゃべれなくなってしまいます。しかし、目に見える場所にできるガンですから、早期発見なら舌を切除しなくても治る可能性は高いのです。もし、いつもと同じところを噛む癖があって、同じところがいつも傷ついているようなら、舌ガンになる可能性が高いことを知っておいていただきたいと思います。

## Ⅶ　噛み合わせの悪さが原因になる顎関節症（顎偏移症）

顎《がく》関節症は、読んで字のごとく顎の関節に故障がある状態ですが、実に日本人の約四割がこの疾病の傾向があると言われています。あくびをしたとき、食事をするとき、口を大きくあけると顎がカクッと鳴る（クリック音）、長く口を閉じていたあとで開けるとジーンと顎が痛む。このような症状のある人は顎関節症予備軍です。さらに肩こりや偏頭痛など原因不明の痛みに思い当たる方は、歯科などで一度検査をしてみてはいかがでしょう。

顎関節症の原因は先天的なものを含めて色々ですが、その多くは上顎と下顎の歯の噛み合わせが悪くなっていることです。時として、歯科治療の失敗が原因で噛み合わせが悪くなっている場合があります。上下の顎の歯がうまく均等に噛みあっていればものを噛んだとき、顎の力は全ての歯に均等にかかり、一箇所に強い力がかかるようなことはありません。ところが、顎をずらしたときに先に衝突してしまう（早期接触）歯があると、何かを噛もうとするとき、その歯には一度に何十キロという力がかかることになります。そればかりでなく人間は無意識のうちにそのダメージを少なくしようとして、常に顎が左右にズレたような感じでものを噛もうとします。こうして、常に歪めて使っていると、長い間には顎の関節に負担がかかり、ついに故障が生じるというわけです。

顎関節症は症状もさまざまで単純に顎に痛みがある場合から、慢性化して肩こり、頭痛、首や背中の痛み、さらに腰痛まで引き起こすことがあります。顎だけに痛みがあれば患部は顎とすぐわかります。しかし、慢性化してどこが患部なのかわからなかったりすると地獄です。整形外科へ行ったり、鍼灸院に行ったり、色々な病院で対症療法に励んでもよくならない。結局は「原因不明」という烙印を押されてしまうことが珍しくありません。かつて、顎関節症は成人の病気で、どちらかといえば中高年に多かったのですが、最近ではまだ顎が完成していない子供にも増えているので、小さいお子さんのいるご家庭では注意が肝心です。また、顎関節症は歯科的なことが原因であれば、治療は歯科で行えますが、それ以外のことが原因なら、歯科以外の治療を受けることになります。ちなみに最近では、顎関節症とはいわず「顎機能不全症」もしくは「顎偏移症」と呼ばれることが多いようです。残念ながら更年期障害、うつ病などの症状が強い人に口の中の違和感を訴える場合が少なくありません。

## Ⅷ　プリッグ症候群は一種の現代病

プリッグとは英語で「チクチクする」という意味です。虫歯でもないのに冷たいものが歯にしみる。しかも歯ぐきではなく、歯の側面からしみる。これは本来、病気でもなんでもなく、歯の表面のエナメル質が削れてしまい、熱い冷たいなどの温度刺激が神経にまで届いてしまっているのです。原因は、清潔にしたいあまり、咬み合わせに問題がある場合や、力任せに歯を磨き過ぎることです。歯の表面エナメル質は歯の構造からすると最も硬いところですが、それでも日に何度も力任せに磨いていたら、擦り減ってくるのは当たり前です。歯を磨くことはおおいに結構ですが、そもそも「磨く」という言葉がおかしいのです。「磨く」のではなく「汚れを落とす」「歯を掃除する」というのが正しいのです。決して磨く、研磨するというような歯磨きをしてはいけません。一旦、削れてしまった歯は二度と元には戻らないのです。削れた部分を治療する場合には人工物で補うなどの方法がとられますが、潔癖すぎる間違ったケアの方法は改める必要がありそうです。

## Ⅸ　口中が変な味がしたらガルバニー電流を疑え

何も口に入れていないのになんとなく化学調味料のような変な味がする。市販の洗口液でうがいしてもその味は消えない。これが「ガルバニー電流」の代表的な症状です。おかしな味の原因は歯の治療に使った材料です。前述したように、色々な歯科で色々な材料を使って治療した結果、素材同士が反応して静電気が起こり、それがおかしな味になって感じられるのです。歯科治療の材料は以前は金や銀が多く用いられましたが、最近ではレジン、チタン、金銀パラジウム、ポーセレン（セラミクス）など多種多様。この中から生体親和性、つまり生きている人間の肉体になじみやすく、品質の良いものを選択しなければなりません。

同じ歯科で何年も定期的に治療を受けていれば、医師はカルテを見てその人がどんな材料で治療していたのか一目瞭然です。ところが、歯科医院を転々としているとこれがわからなくなります。お断りしておきますが、私は色々な歯科に患者さんが行くことを非難しているのではありません。デメリットとしてそういうことがあると申し上げているのです。こうして、隣り合った歯、上下に重なる歯が静電気を起こす材料であった場合、常におかしな味がするということになるのです。明らかにガルバニー電流の原因は治療材料ですが、責任は歯科医にあると思います。それも同じ歯科医の不注意でこうしたことがあれば、明らかにその責任を問うべきです。

一つ間違うと「味覚異常」ということで全身性の病気を疑ってしまうことにもなりかねないガルバニー電流。真犯人は意外にも、歯と歯の詰め物だったというわけです。

## X　金属アレルギーの原因は口の中が落とし穴

小さな子供が、ある日突然全身に赤い発疹が出て、痒くて痒くて掻きむしってしまい病院でアレルギーの一種であるアトピー性皮膚炎と診断される。今日では珍しいことでもありません。アトピー性皮膚炎の原因には大豆、牛乳、ダニなど色々言われていますが、そのアレルギーの元が歯科材料という場合があります。いわゆる金属に対して過剰に反応する金属アレルギーです。現在、厚生労働省が認めている歯科治療用の材料は通常の生活で必要最低限の素材であり、日常生活に支障がないことを前提にしています。しかし、その保険の適用材料であるにもかかわらず、アレルギーを起こす人が急速に増えています。

金属アレルギーというと直接肌に触れるピアスなどのアクセサリーを連想して、口の中は見落としがちです。特に歯の治療材料はアクセサリーと違い取り外して使うものではないため、気付かないことが多いようです。幸い、歯の治療材料による金属アレルギーは食品や環境と違って詰め物を取り替えるだけで症状を改善することができます。もし、虫歯を削って詰め物をしたら突然アレルギーになったというのなら、まず詰め物を疑い、歯科医に相談してみましょう。また、元々アレルギーでかぶれる人は、歯の治療後にアトピー性皮膚炎などの症状が表れたら、やはり歯科医に相談されることをお薦めします。

## XI　上顎洞炎も歯が原因の場合もある

鼻の奥、目の下あたりには上顎洞《じょうがくどう》といって空洞になっている部分があります。人間は重くて大きな脳を硬い頭蓋骨で防御していますが、その重い頭蓋骨を少しでも軽くしようとする空洞だとも言われています。ところが、ここが空洞であるために、時々問題が生じます。それが上顎洞炎といい、空洞にウミがたまってしまう症状です。上顎洞は別名を副鼻腔といいますので、上顎洞炎にも副鼻腔炎という別称があります。これは以前は蓄膿症といわれていました。

原因は大きく分けて、鼻が原因である場合と、歯が原因である場合とがあります。そして、残念なことに歯科での治療が原因で上顎洞炎になってしまうことがまれにですがあります。歯の治療をしているときに、侵入した雑菌が更に奥深くまで入り込んで上顎洞まで達し、そこで炎症を起こしてウミがたまってしまった結果なのです。

上顎洞炎は慢性化する病気ですから、歯科の治療後になんとなく鼻が詰まりやすくなったり、目の下が熱っぽかったり、または頭痛がしたりなどの症状が表れたら、歯科治療が原因ということも考えられますから治療を受けた歯科に相談したほうが良いでしょう。治療には、外科的にウミを取り除く方法がとられ、歯科（口腔外科）や耳鼻科で行われます。

## XII　インプラント治療の失敗

インプラント（人工歯根）は、入れ歯に替わる治療法として登場した画期的な歯科技術です。以前は、歯を失うと、入れ歯にするか周囲の健康な歯を削ってブリッジにする方法しかありませんでしたが、最近では人工的な歯根を歯槽骨に埋め込んで作る人工歯根が普及してきました。

人間の健康な歯は、歯槽骨と歯の間に特殊な繊維状の組織（歯根膜）があり、これが物を噛むときのクッションになっています。硬いおせんべいを噛むときや、スルメのようなものを噛むときにもこの繊維が自在に対応するので、骨に直接的に衝撃が加わらない仕組みになっているのです。

入れ歯のような不快感がなく、可能な限り自然の歯に近づけるために生まれたのがインプラント（人工歯根）です。しかし、人工歯根はデリケートな感覚器官を扱うので、技術的にも大変難しく、歯科医の腕が大きくものをいいます。患者さんの顎の骨の状態や全身の健康状態も大きな問題になるので、治療には細心の注意が必要だといえます。更に、保険適用外の治療ですので、費用も高くつくこと、健康な歯以上に入念なケアが必要になるなど、色々な意味で簡単な治療ではないのです。

それに、いくら自然の歯に近いといっても、本物と全く同じというわけにはいきません。入れ歯よりはすぐれていても、人工の歯であることに変わりはないからです。例えば、人工歯根には本来の歯にある歯根膜がないために、強さの加減がわからず、過度の力が加わり過ぎるということもあります。インプラント治療の失敗については、まず歯科医の技術に問題がある場合、事前事後の説明が充分にされない場合、それから患者さん自身のケアが不充分な場合などがあります。患者さんに安易にインプラントを薦め、手術が済んだらそれっきり。こんな歯科医は問題があります。新聞広告などで「インプラント無料相談」を標榜している歯科で、行ってみると必ずインプラントを薦めるような治療体制はいただけません。プロの歯科医である以上、まずインプラント以外の治療技術をしっかり持っていることが重要です。その上で、インプラントを一つの選択肢として薦めるだけの腕を持った歯科医こそ良い歯科医であるといえるでしょう。いくら歯科医がインプラントを薦めるからといって、必ずしもその人の技術がすばらしいとはいえないのです。

＊

このように、口の中の病気が体全体にひずみとして表れてきたり、逆に全身性の病気の一症状が口の中に表れたりする場合があります。そんな症状も的確で卓越した技術を持った歯科医院できちんとした治療を受け、本人もしっかりとケアすれば、再び快適さを取り戻すことができます。ところが、一つ間違えば「奈落の底」にまっさかさまということになるのです。これではまるで自ら進んで「地獄」を覗きに行くようなものです。

歯科治療でそんな苦しみを味わう原因には、

・治療そのものが間違っている場合
・患者本人の非協力の結果で治療がうまくいかない場合
・治療後のケアが悪い場合
・うつ病など患者本人に神経的な障害がある場合

などがあります。

このような悲惨なことにならないよう。定期的に診察を受けるホームドクターを決めておくのが良い方法だと思います。

# 第三章　予防——歯と健康を守るために

## ①新説　虫歯・歯周病の原因はこれだった

### ○口中細菌には善玉菌も

　病気を克服し、健康になるためには、人間が本来持っている病気に抵抗する力の存在が重要です。また、病気にならずに健康でありつづけるためには、体のあちこちに発生するトラブルを自分で治し、健康体を維持する力がなければなりません。自分で自分を治す力。いわゆる自然治癒力は非常に重要な力だといえます。これは、歯科の領域でも全く同じことがいえます。そもそも虫歯になったり、歯ぐきや骨、口の中に病気が起こるのは本人のケアに問題があり、治癒する力が追いつかないということです。そして今、「虫歯の原因はミュータンス菌が…」などという考え方は時代遅れとさえ言われています。虫歯も歯周病も実は人間自身が持っている治癒力が密接にかかわっていることが解明されてきたからです。

　口という器官は、異物が体に侵入する大きな入り口でもあります。私たちは口を開けたり閉めたりして、食べ物を口に入れたり、空気を吸い込んだりしているので、当然異物も一緒に紛れ込んでしまいます。異物の中には細菌もありますが、口の中には細菌を繁殖させる温床となる栄養分もたくさん含まれています。口の中を綿棒などで擦って培養してみると、驚くほどたくさんの細菌のかたまりができます。もし、歯磨きやうがいをほとんどせずに放っておくと、細菌はかたまりとなって歯や歯ぐきの表面に付着します。これがプラーク（歯垢）です。

ところで、細菌の中には病原菌と闘って追い出してしまう菌もあります。善玉、悪玉など種々の菌が口の中に混在していて、時には悪玉が優勢になって歯の表面を変質させると虫歯になります。しかし、その一方では逆に善玉が優勢となって虫歯を防いでいるという考え方もできるのです。実際に、甘いものが大好きで、なおかつ歯を磨かないのに虫歯のない人もいます。その反対に食後には必ず歯を磨く習慣があるのに、よく虫歯になる人もいます。この違いは何なのでしょうか。それは次の項で述べてみましょう。

## ○唾液は免疫システムの一部

歯を磨かなくても虫歯にならない人、歯を磨いても虫歯になる人。その原因にはまず歯並びの違いがあります。歯並びがよければ何を食べても食べカスが歯や歯ぐきに付着することなく、歯垢にならないのかもしれません。または、歯そのものの質の違いがあります。虫歯になりやすい弱い歯もあれば、どんなに汚れがついてもビクともしない歯の人もいます。歯の善し悪しは先天的なもの、遺伝的なものが原因である場合もあれば、その人がどんな食生活をしているかにもよるでしょう。骨を含めて歯がきちんと成長し、しっかりした歯になるための栄養をしっかり摂り入れているかで、歯の状態は変わってくると考えられます。さらに、唾液の分泌がうまくいっていれば、唾液に含まれる殺菌成分が働き、虫歯を防いでくれます。でも、ストレスなどが原因で唾液があまり出ないようだと、こうした作用はあまり期待できません。

唾液に殺菌作用があるのは人間だけではありません。薬などない野生動物の場合、傷を治すには舐めるしかありません。傷に付着した汚れを取り除き、唾液の力で殺菌する。このことは、自然の動物が生きるために身に付けた自然治癒力を生かす方法なのです。われわれ人間は医療技術の発達で薬に頼るようになり、そうした治癒力を忘れてしまったかのようですが、だからといって、まるでなくなってしまったわけではないのです。ものを食べるときに「よく噛むことが大事」といわれていますが、それはよく噛むことで唾液がたくさん出て消化を助けるだけでなく、唾液によって害を及ぼす細菌を分解してしまうことができるからです。これも体に備わっている免疫システムの一種です。免疫については次項で詳しく述べることにします。とにかく、軟らかいものばかり食べてあまり噛まない、唾液を出さないのでは、重要な免疫システムが働かないことになります。それではせっかく殺菌作用のある唾液が利用されないのです。発ガン物質は唾液中のペハオキシダーゼという酵素の働きで少なくなるとの報告もあります。

## ○異物を退治、排除する免疫システム

私たちの体には侵入してきた異物を自分の一部ではないとして見分ける能力が備わっています。難しい言葉でいうと「自己」と「非自己」を見分ける能力が備わっています。この能力が免疫システムで最も重要なところです。免疫は、異物の中でも有害なものは排除しようとします。クシャミや咳もその排除方法の一つです。さらに、人間の体を覆う皮膚も協力な防護壁です。皮膚の表面には汗や皮脂などの分泌物があって細菌がそこで繁殖できないような仕組みになっているのです。それでも防ぎきれなかった異物に対するのは唾液や胃酸が持つ殺菌作用であり、さらに血液中の食細胞（マクロファージや好中球など）が活躍してやっつけてしまいます。このように単純に異物から防御したり、または殺した

りする反応が免疫の第一段階ということになります。

ところが、こんな作用ではとても対抗できない異物も存在します。殺菌しても死なない、食細胞が活動してもなくならない。そんな性質の悪い異物が体内で動き出すと、体は次の手段に訴えます。人間の体に害を及ぼす異物をなんとか排除したり、やっつけたりしなければなりません。その異物を「抗原」といい、迎え撃つ体が用意するのが「抗体」です。抗体はいわば、敵をやっつけるために体が用意した攻撃部隊のようなものです。抗体は抗原の性質に対抗するものですから、抗原の性質をよく把握していなければなりません。戦争において相手がどんな武器を持った相手かによって、どんな兵隊を繰り出すかを決めるようなものです。体の中でウロウロしている抗原に対して、最もふさわしい力と構造を備えた抗体が作られて対抗し、両者の間で激しいバトルが繰り広げられます。これがよく知られる「抗原抗体反応」です。

こうして、抗原を抗体ががっちりと抑えこんでしまえば、病原菌は害を及ぼすことができないまま体外に追い出されてしまいます。この抗原抗体反応が免疫システムの第二段階です。

## ○口呼吸が歯と体を不健康にする

口呼吸とは鼻からではなく口で呼吸をすることです。文明国の中で口呼吸が最も多いのが日本人だといわれます。口呼吸は必ず片噛み（片側で噛むこと）や横向き寝、うつぶせ寝を引き起こし、それが口元の緩み、顔の歪み、歯列の変形を生み、さらには背骨が曲がってしまいます。それが、免疫力低下につながっていきます。

人間は口呼吸をしているか鼻呼吸をしているかで喉頭や肺、そしてリンパ系の疾患の多くが決まります。『健康は「呼吸」で決まる』（西原克成著・実業之日本社）によれば、肺炎の一種で肺胞と肺胞の間（間質）の結合組織に炎症が生じる間質性肺炎の患者さんを詳しく診察してみると、喘息《ぜんそく》の患者さんと同じく、全員が必ず口呼吸をしているといいます。

では、なぜ口呼吸は病気を招きやすいのでしょう。口呼吸の癖があると、喉がおかされて、いつも風邪をひいたような状態になります。そうして扁桃リンパ輪（空気の道である鼻の奥と食べ物の道である口の奥を輪のように囲んでいる五種類の扁桃腺）が感染を起こすと、白血球が喉に巣くった菌に刺激され、扁桃の白血球造血巣でどんどん白血球やリンパ球が作られます。それに眠っているときにも口呼吸をしていると、扁桃は休む間もなくなり、白血球が細菌やウイルスを抱えたままで消化することができなくなります。そうなると、白血球やリンパ球が運び屋になって体の隅々にまでばい菌を運ぶことになります。

口呼吸は哺乳類の中で人類だけが持つ構造欠陥だといわれ、口が気道化しているために「口呼吸の悲劇」を引き起こしてしまうのです。

## ○Dr坂本のＰＬＳ理論

虫歯の原因は「カイスの輪」と呼ばれ、歯、細菌、食べ物という三つの条件の重なり部が問題であると考えられてきました。しかし、これはミクロ的な見方であり、これだけで虫歯の原因を追及するのはナンセンス（不充分）です。なぜなら、現代は生活環境が以前よりも複雑多岐になってきているからです。

カイスの輪を取り巻く大きな三つの条件、それは次の通りです。

1　Ｐ　Ｐｅｒｓｏｎａｌｉｔｙ（性格）
2　Ｌ　Ｌｉｆｅ（暮し向き）
3　Ｓ　Ｓｔｒｅｓｓ（ストレス）

この三条件を無視してカイスの輪の理論を振り回し、「甘いものは食べないで、歯は完壁に磨きましょう」というような強圧的な指導は、その人の生き方を考慮に入れない単なる押し付けになります。患者さんは、ただ歯と歯ぐきを守るためにびくびくしながらものを食べるだけ。これでは本来の食べる楽しみがなくなってしまいます。これでは、やたらにストレスがたまるだけの日常になってしまいます。

したがって、一人一人の患者さんのＰ・Ｌ・Ｓに合わせた指導が求められます。さらにいえば、歯科医は患者さんの数だけ指導方法を用意することを考えるべきなのかもしれません。

## ②健康になるための提言

### ○歯だけでなく舌も磨こう

私たちはお風呂に入ったり、顔を洗ったり、歯を磨いたりしてできるだけ全身を清潔に保とうとしています。でも、実は意外な盲点があります。それは舌です。

歯は毎日何回も磨き、そのたびに口をすすいでいますが、舌はあまり磨かれることのない部分です。食事をするたびに使われ、随分汚れているのにすすぐのが精一杯というので

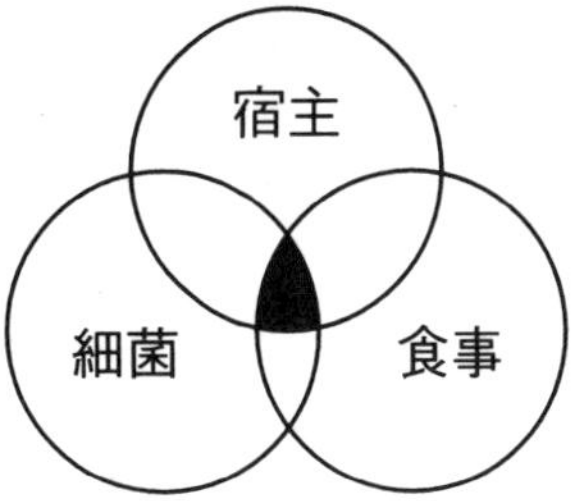


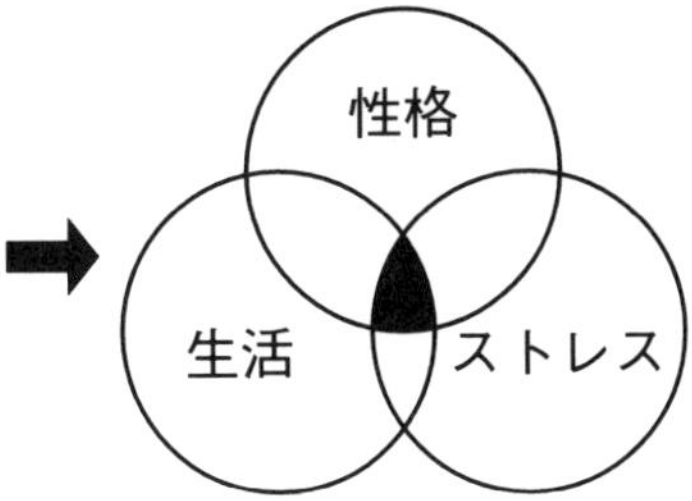


虫歯の原因は宿主（人間）、細菌、食事の３つであると論じられているが、宿主の努力や生活には触れられていない。

虫歯は宿主（人間）自身のきちょう面な性格や規則正しい生活、ストレスコントロールによってなくすことができる。

はあまりにも不衛生です。

舌の表面には、味蕾《みらい》という味を感じる器官が数多く存在しています。頬や上顎の内側のようなツルツルした平面ではなく、絨毯のようなものです。ここにいつも水分たっぷりの食べ物が押し付けられ、流されたりするのですから、舌はいつの場合もかなり汚れています。実際に舌の表面には舌苔《ぜったい》といって、積み重なった汚れが苔のように付着しています。この汚れは食べ物や飲み物のカスだけではありません。食べ物の保存料や着色料などの食品添加物が相当にこびり付いているのです。この付着物は味蕾の表面を覆い、ひどい場合は一種の味覚のマヒ状態を作っています。近年「味覚異常」という症状を訴える人が増えていますが、味を感じる味蕾の不調もその原因の一つです。

味覚がマヒしていると、多少の食事をしただけでは満足できず、もっと濃い目の味のものをたくさん食べないと「食べた気がしない」ということになってしまいます。味覚が正常でないために食べ過ぎてしまうのです。肥満の原因の一つが味覚にあるとしたら、ぜひとも舌をきれいに掃除して、正常な味覚を取り戻さなければなりません。そして、濃い味ではなくあっさりした薄味で満足できるようにすれば、食べ過ぎの原因を一つ回避できることになります。長年にわたって舌にベットリと付着している汚れを取り除いて、正常な味覚を取り戻しましょう。

舌の磨き方は簡単です。歯を磨くときに舌の表面も歯ブラシで軽く擦るのです。毎日、舌を数回軽く擦ってうがいをすれば、舌苔となってこびり付いた汚れも次第に取れてきれいになってきます。そうして味覚を正常にすれば、食べ過ぎを防いでダイエット効果もあるというわけです。ちなみに私の前著『歯ブラシダイエット』（史輝出版）は、歯を磨き、舌を磨いて安全にダイエットする方法についてズバリ述べたものです。

## ○歯磨きではなく「歯の掃除」

虫歯は歯磨きで予防することが一番です。一旦、虫歯になると、削って詰めるか被せる治療でしか進行を食い止めることはできません。

歯周病も歯磨きをしながらの歯肉マッサージで予防できますし、歯周病にかかってからの治療もマッサージが有効です。自分の努力で防げるのですから、ぜひ正しい歯磨きを実行していただきたいものです。ところが、歯磨きが億劫、面倒という人が多いのは大変に残念なことです。磨かないからといってすぐに虫歯になるわけでもないので、多くの人がつい油断して手抜きをしてしまうのです。歯や口は食器と同じ、使ったあとは食べ物の汚れがかなり付いています。食事のたびに洗うのは当然だとは思いませんか。

第二章でも述べたように、歯を「磨く」という言い方では、人々に誤解を与え、方法さえ間違いかねません。正しく言うなら歯は「磨く」のではなく、汚れを落とす「掃除」です。「磨く」では研磨する、ツヤを出すというニュアンスになって、歯の表面のエナメル質を削り取ってしまいそうです。どんな歯ブラシを使おうとも、要は歯の表面や根元にこびり付いた食べカスや汚れを掃除してしまえばいいわけで、絶対に歯そのものを削ってはいけません。「歯磨き」に代わって「歯の掃除」「トゥース・クリーニング」という言葉が一般化することが大切だと思います。

ちなみにアメリカでは、ブラシで磨く「ブラッシング」より、歯の掃除をする「クリーニング」という言い方が一般的です。つまり「歯の掃除」を意味します。

## ○良い歯を作るための条件

健康で丈夫な歯を作るためには、子供の頃の生活が鍵になります。歯そのものの形成は胎児の頃からいかに必要な栄養を摂るかにかかっていますし、虫歯にならないためには、乳歯の頃から歯磨きの習慣をつけなければなりません。歯の形成は十代のうちに終了してしまうために、大人になってからいくらカルシウムや鉄分を摂ったり、栄養バランスに注意しても、歯自体は良くも悪くもなりません。良い歯を作るために食事に気を付けるとしたら、できれば母親が妊娠したときから始めることが最良といえます。歯は胎児のうちでも二ヶ月前後という意外に早い時期にでき始めます。母親が頑張って質の良いタンパク質やビタミン、カルシウムや鉄などをよく食べると子供の歯も丈夫な歯に育っていきます。そして、赤ちゃんが生まれたら、可能な限り母乳で育てること。栄養面もさることながら、赤ちゃんの口や顎をしっかりしたものにするためにも、母親の乳首を吸わせることが大切です。

離乳食から普通食への移行も栄養バランスを考えながら、顎がきちんと成長するように少しずつ噛み応えのあるものを与えていきます。大人になってからは、その歯を今以上に良くすることは不可能です。しかし、現在の状態を維持し、一生自分の歯で噛む生活を続けることは可能です。歯ぐきや口腔全体の衛生状態を常に良好にしておくことができれば、歯周病で歯が抜けたり、虫歯が急速に悪化したりするのを防ぐこともできます。

口の中は、歯だけが丈夫であれば良いというものではありません。歯ぐきも歯槽骨も舌も噛み合わせも全てが健康でバランスが整っていることが、それぞれの健康維持にとって最良の状態です。正しい食生活は精神的な満足につながり、楽しい毎日が送れるようになるのです。

### ○虫歯の天敵　甘いものとはこう付き合え

虫歯の原因となる食べ物といえば、甘いもの、糖分です。いつも甘いものを口に入れ、ろくに歯を磨かないような人はよほど丈夫な歯質の持ち主でないかぎり、必ず虫歯になってしまいます。砂糖が含まれた食べ物、お菓子などの類は食事のときより間食で摂ることが多いはずです。また、食事のあとに歯を磨く人でも、間食のあとはなかなか磨かないということが多いと思います。甘いものを食べることと、歯を磨かないことは大抵セットになっています。だからといって、砂糖は絶対に摂らないほうがよいというわけではありません。

なぜなら、育ち盛りの子供にとっては甘いお菓子も欠かせないものだからです。おやつは子供の大事な栄養補給源です。胃袋が小さい子供は成長のために必要なエネルギーを三度の食事では摂りきれません。そこでおやつの時間に不足分のエネルギーを補うのです。もちろん、おやつは砂糖の含まれた甘いものである必要はないのですが、時にはチョコレートやケーキなど、本当に甘くておいしいお菓子を食べさせてもよいでしょう。ただし、甘いものを食べたあとは、必ず歯磨きかうがいをすること。これは果物でもジュースでも同じです。「おやつ」イコール「お菓子」ではありません。

大人の場合、お菓子などの甘いものは栄養的にはまず必要ありません。大人は食べる楽しみ、味わう快楽のために甘いものを食べます。しかし、もう子供ではないので、健康との兼ね合いはセルフ・コントロールに任せるほかないでしょう。

甘いお菓子のおいしさは一種の快感です。お菓子を食べることで感じる心地よさ、安心感は子供だけでなく、大人にも必要なこともあります。したがって「甘いものは虫歯になるから、絶対にダメ」と子供や自分自身に禁じることもどうかと思うのです。要は「けじめ」の問題です。食べても構わないが、決して食べ過ぎない。歯をちゃんと磨く。そんな点に注意すれば問題はありません。

ちなみにアメリカでは、「サタデー・スウィート」といって、特に甘いものは土曜日だけ食べても良い、という習慣があるようです。

## ○かかりつけのホームドクターをつくろう

歯と口腔の健康を維持するためには、きちんと歯科医で定期検診を受けることをお薦めします。できれば半年に一度、最低でも年に一度は検診を受けて、歯や口腔内の状態をチェックしておきます。虫歯や歯周病もそれで早期発見、早期治療することができますし、口腔内の変化で糖尿病や白血病が発見されることもあります。歯科医が治療できるものは歯科の範囲内ですが、顎の治療、噛み合わせの矯正から舌など口腔内にできるガンの発見までかなり広範囲にわたっています。また、同じ口腔内の治療でも必要に応じて大学病院を紹介したり、他の専門医を紹介することもできます。このように、定期検診には歯と口腔内の健康維持だけでなく、色々なメリットがあります。そして、定期検診を受ける歯科医院はかかりつけの歯科医、ホームドクターとしての歯科医であってほしいものです。

一度、検診を受ければ、そのカルテは歯科医院に保存されます。虫歯や歯周病の治療記録も、治療に使った材料の記録も全て一つの歯科医院にとどまります。そうすれば、その歯科医は患者さんの歯と口腔内の健康状態を継続して把握することができます。虫歯ができやすい人、炎症を起こしやすい人など、その人の体質や特徴も把握できます。そうしたことがわかれば、歯科医はその人にとって最良の治療方法を考えることができるわけです。

## ○歯科医院は全身の健康相談もできる

一般的に歯科医は歯科の範囲での知識しか持ち合わせていないように思われているかもしれませんが、実はそうでもありません。歯科医も一般の医師と同じく、全身の仕組みや健康と病気について充分な教育を受けています。患者さんの状態を診て、その症状を聞けば、どんな病気が考えられるか判断することができるのです。

では、歯科は耳鼻科や眼科など全身の一部を扱う医学とどこが違うのでしょうか。それは口腔において使われる材料や薬剤の知識や扱い方など、広く学ばなければならないという特殊性にあります。

しかし、近年はホリスティック医学といって、全身の健康を考えつつ専門分野の診療を行わなければならないという傾向が強くなりました。口腔と全身は密接にかかわっており、全身性の病気を無視して診療をすることはできないからです。歯科医が口腔内だけを診療していれば良いという考え方はバランスを欠きます。そんな時代になってきているのです。ですから、患者さんは歯科医に健康全般、病気全般についての質問をしたり、アドバイスを受けたりすることができます。また、そのように歯科医院を充分に活用していただくためにも、かかりつけの歯科医を決めておかれることをお薦めしたいのです。

# 第四章　審美歯科であなたはこう変わる

## ○急速に普及している審美歯科ってなに？

審美歯科学は、ニューヨーク大学やＵＣＬＡをはじめ、いまや世界各国に広がりつつあります。一部の審美歯科治療は一般の歯科医でも行えますが、私たち審美歯科学会の会員は「自然で美しく」を目標に、日々、研究を重ねています。現在、審美歯科は急激に普及しつつある技術分野で、男女を問わず、若い人から中高年の方々まで幅広く利用しています。何より大切な歯の機能と美しさを追求し、患者さんの個人的な希望と調和させながら、新しい歯科治療の領域を開拓する。それが、審美歯科です。

歯の大きさ、方向、色などは患者さんそれぞれに限られた条件があります。それを元にして、患者さんの個性を充分に発揮できるような美しい口元、笑顔を作り上げる。これが審美歯科医の永遠のテーマだといえるでしょう。

## ○美しい口元は歯と唇の美しさで決まる

白い歯は清潔感があり、見る側にも快い気持ちを与えるものです。歯や歯並びが悪いと食べ物をよく噛むことができず、胃を悪くしたり、栄養状態に悪影響を及ぼします。また、正しい発音もできず、歯石や虫歯ができやすく、歯周病にもなりやすくなります。もちろん口臭も強くなります。このように歯並びの悪さは美容上の問題にとどまりません。唇は感情を表す手段としても大切な器官です。その厚みは一般に白人は薄く、黒人は厚く、東洋人はその中間です。日本人の場合、上唇の幅が五〜八ミリ、下唇で一〇〜十三ミリくらいが美しいとされています。

顔を横から見たときに表れるEラインは、その美しさを大きく決定します。上唇が下唇より少し前に出ているのが普通で、これが逆になると、いわゆる受け口になります。歯の大きさ、歯並びを治療することで唇の出具合や引っ込み具合を変化させることが可能です。厚い唇は形成外科において粘膜部分を外科的に切除するとわずかに薄くすることができます。薄い唇を厚くするには、赤唇線に沿って切除しますが、赤唇線に傷を残すため、あまりお薦めできません。日本の美人の唇幅は、四二〜五〇ミリと言われますが、顔全体とのバランスから考えると、瞳の内側くらいまでの幅が良い唇幅とされています。

## ○いい顔になるためのフェイストレーニング法

ここでは、あなたの顔の健康度チェックをしてみましょう。

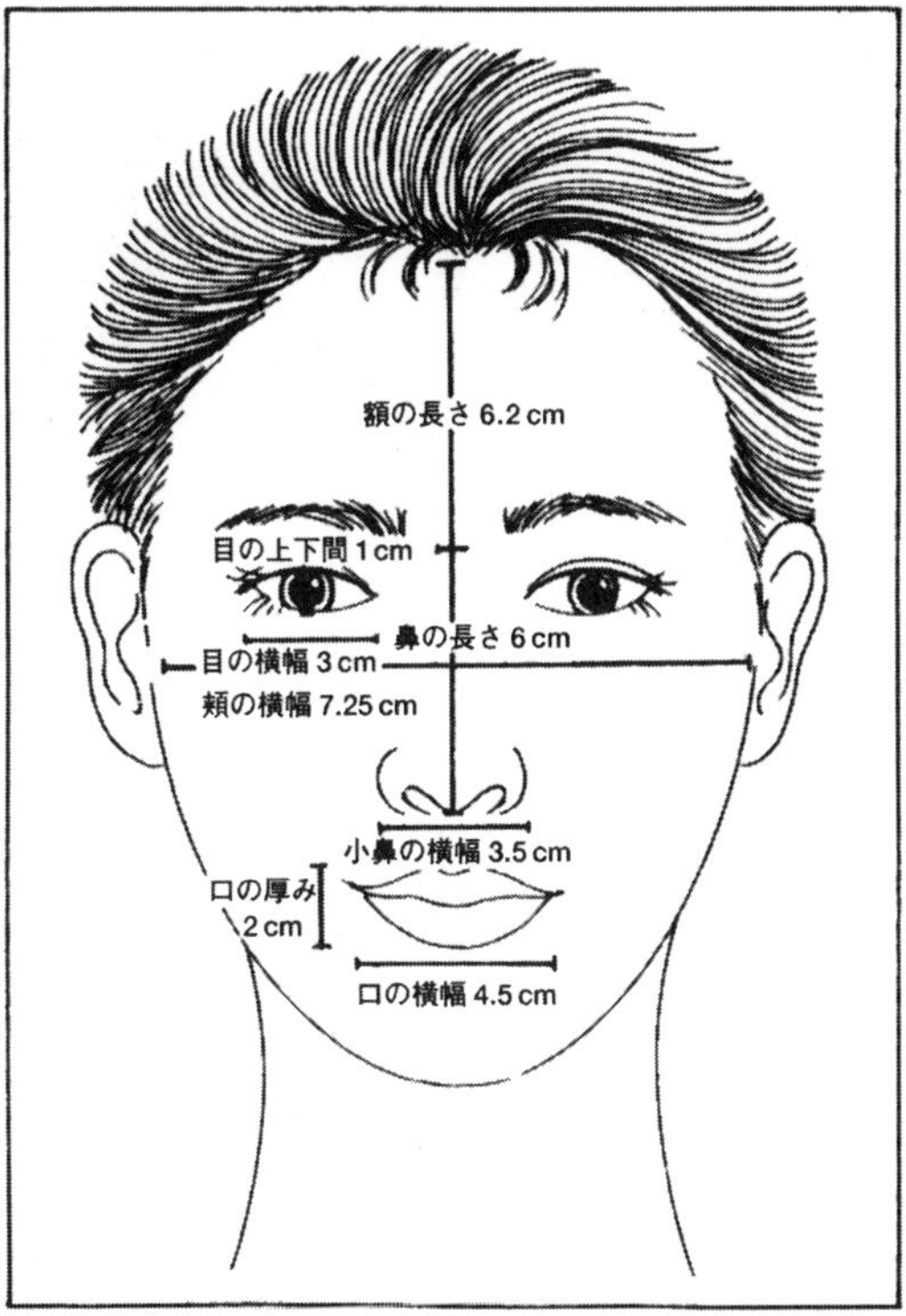


日本人の平均的な顔のプロポーション

まず、正面を向いて大きく口を開きます。上を向いても同じように開きます。どちらも大きく口が開けられなかった人は、ストレスや疲れがたまっている人です。口を開けても指二本くらいしか入らない人は極度のストレス、自律神経の失調の疑いも考えられます。さらに、左右対称に口が開かないときは、顎関節症の疑いがあります。

顔には体と同じように神経、関節、筋肉などがあります。適切に動かせば血液の流れもよくなり、代謝が促進されます。顔のぜい肉もなくなり、関節や筋肉が柔らかくなれば、表情も生き生きとしてきます。また、顔には敏感な神経や健康のツボが集中しています。そこを積極的に刺激すれば、健康維持や病気回復に役立ち、美容上も大きな効果が期待されます。

では、実際にフェイストレーニングの方法をご紹介しましょう。

**顎の運動**

Ⅰ　口を最大限に開き、一番低い声で「あー」と一〇秒間、声を出す。
Ⅱ　口を最大限に開き、左右に顎を動かす。これを一〇往復。
Ⅲ　奥歯を一〇秒間、噛みしめる。これを二回。

Ⅳ　のけぞって、顎を最大限に開き、Ⅰと同じように「あー」と一〇秒間、声を出す。

**百面相運動**

Ⅰ　おどろき顔

正面を向いて、顔の筋肉を全部外側に引っ張る。歯を噛んだまま、口は横に、まゆ毛は上に吊り上げ、目はむき出しにして、約一〇秒間続ける。

Ⅱ　くちゃくちゃ顔

顔の筋肉を中心に寄せ集めるようにする。目を細めて口をすぼめ、眉間にシワを寄せる。これを約一〇秒間続ける。

Ⅲ　おだやか顔

目を閉じ、口も軽く閉じて、心を静め、約一〇秒間続ける。

Ⅳ　空気うがい運動

口の中に空気をいっぱい入れて、頬を広げたりすぼめたり一〇回。同じ状態で頬を左右交互に動かす。

これらの運動を朝晩、一ヶ月実行してみるだけで、顔は生き生きとしてきます。

＊

歯が美しければ、笑顔をたくさん作りたくなる。きれいな歯を見せたくなる。おいしいものを食べたくなるもの。美しい笑顔からきれいな歯がこぼれる。これが審美歯科医の願いだといえます。

**○美しい口元の条件**

美しい口元には、いくつかの条件が必要です。まず、鏡を見て、自分の口元をチェックしてみましょう。

①　口を少し開けたときに前歯の先が見えているか
②　中切歯（真ん中の二本の歯）は隣の歯より少し長いか
③　その歯はほどよい長さか
④　上の前歯六本はみな同じ長さになっているか
⑤　歯の色はみな同じか

⑥ 下の前歯の先はデコボコしておらず、まっすぐか
⑦ 下の前歯の六本はまっすぐか
⑧ 大きく笑っても奥歯が着色していたり、金属色が目立ったりせず、きれいな色か
⑨ 歯の根元が摩耗していて、V字型に削れておらず、美しい根元か
⑩ 大きく笑っても歯茎が目立たず、ほどよい感じに歯ぐきが見えるか
⑪ 歯茎はピンク色か
⑫ 歯と歯の間がすいておらず、ほどよい間隔か
⑬ 歯ブラシを使っても出血しない、健康な歯茎か
⑭ 歯はツルツルしているか

さて、このチェック事項でNOが一つでもある場合には、何らかの病気を疑うことも必要です。そのためには審美歯科医に早目に相談されたほうが良いでしょう。

## ○正しい審美歯科治療のすすめかた

審美歯科治療では、まず顔と歯のバランスの分析を行います。その人の個性を生かしな

がら美しい歯にするには、顔の形とのバランスを考えなければなりません。

一般的には、四角い顔には比較的四角い形の歯が、丸顔には丸みのある歯が自然に見え、前歯の幅は、顔幅1／16～1／18の間が良いとされています。審美歯科ではこうした統一性をもとに、患者さんの個性を加味したスマイルを創り上げていきます。

美しい口元は、次の三つの条件で決定されます。

**Ⅰ　リップラインの外見的効果**

大きく笑ったとき、歯や歯茎が見え過ぎるのは「リップラインが高い」と判断します。一方、リップラインが低いと、笑ったり話したりするときに歯が見えないため。老けた表情に見られます。

理想的なリップラインは笑ったとき歯だけが見えるのが望ましいといわれていますが、口の動きによって変化するためタレントやモデルが表情の練習をするように、理想的リップラインを鏡に向って練習することが肝心です。

**Ⅱ　歯並び、歯の色、形の外見的効果**

きれいな歯並びは、言葉の発音、食事などの際にも重要です。歯並びが悪いと食べかすがはさまりやすくなり、歯肉炎などの病気になりやすくなります。歯がすいていると間の抜けた表情になります。

歯の色が悪いと不潔な印象を与えます。隣り合う歯の色が違っていたり、虫歯で歯が黒ずんでいるのは痛みがなくてもやはり異常と考えるべきでしょう。

歯の形としては特に犬歯（糸切り歯）が尖っているようなときには、攻撃的できつい表情に見えます。若いころはチャーミングといわれる八重歯も加齢とともに顔と口元のバランスが取れなくなるため、時期をみて治療されることをお薦めします。

**Ⅲ　アクションの外見的効果**

個性を充分に発揮するための最高の手段が顔の表情。歯が悪いために口の開け方が不自然ではせっかくの個性美も半減します。人は軽く微笑んだときに最も魅力的な表情になるといわれています。

## ○審美歯科での分析・検査

審美歯科治療は、次の五項目について分析と検査を行います。

Ⅰ　顔の分析―瞳のライン、顔、口唇のバランス、表情の分析

Ⅱ　口の分析―スマイルライン、リップライン、正中の位置、口角の位置、歯の形と色、

# 歯並び矯正にハイテク技術

前歯の矯正などの時に、コンピューターによって治療後のおおまかな姿を確認することができるようになった。歯科医が事前に詳しく説明しても、仕上がりのイメージがつかめず、患者は不安を抱くことがあったが、この機器を使えば、治療後の誤解をなくすことができ、納得ずくで治療が受けられそうだ。

## コンピューターで術後イメージ
## 患者は安心、治療に〝注文〟も可能

「コンピューター・イメージング・システム」で、三年ほど前にアメリカで開発され、急速に普及している。このシステムは、パソコン、モニターテレビと小さなビデオカメラがセットになっている。

まず、カメラで患者の歯並びを撮影し、そのカラー画像二枚を、モニターテレビに映し出す。それを理想的な「スマイル曲線」になるように矯正するわけだが、この時、特殊なペンでボードをなぞり、自由に修正することができる。歯の形を整えたり、色も変えることができる。片方に修正した画像、もう一方に元の画像が映し出される。

歯並びや歯の形、色の矯正は、主に薄いセラミック(陶製)をはりつけるラミネート・ベニア法か、もう少し厚手のセラミックを用いる補綴(ほてつ)措置がとられる。

術後のイメージを目の当

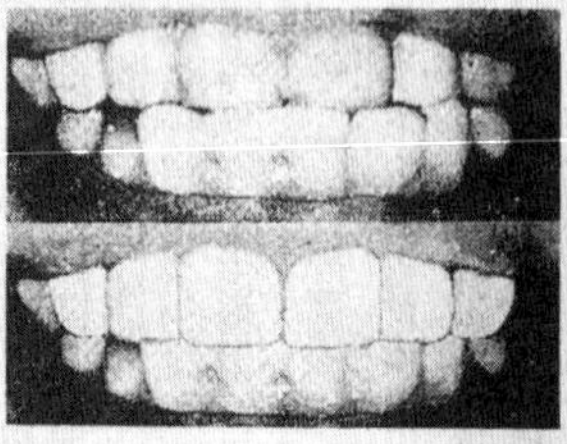

㊤治療前㊦前上歯を理想的なスマイル曲線に合わせて描いた画像

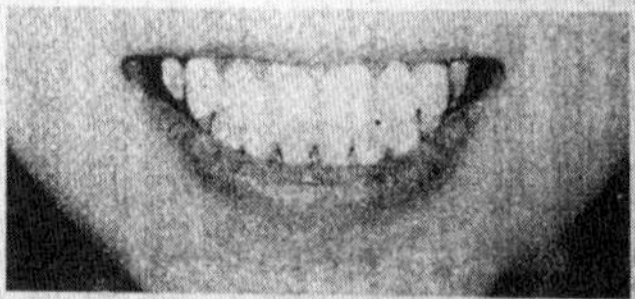

治療後の
元。上下
本ずつに
ラミック
かぶせた

たりにでき
ので、患者
良しあしの
断ができ、
像を見な
ら、〝注文
もつけら
る。今後、
入許可が
り、国内販
が可能にな
た。

道内で最初

に導入した札幌市中央区、ライオンズ歯科の坂本
院長(３３)は、「使い方は
ても簡単。一般の歯科医に早く普及するように、この九月にも、メーカーによる講習会を札幌で開く準備をしている」と話している。

治療費については、セラミックを使った治療は健康保険が効かないので、自由診療扱いとなる。費用は、歯の状態や歯肉の処置などで差が出て、一本につき約五―十五万円。

コンピューターを用いた審美歯科治療の新聞記事。

歯肉の形と色

Ⅲ　歯の治療歴―レントゲン検査、治療形跡、歯の摩耗度、歯列の分析

Ⅳ　口の機能分析―発音、噛み合わせ、唇と歯の関係

Ⅴ　心理検査―コンプレックス、要求度

このようにあらゆる角度から患者さんをチェックして審美歯科治療は進められていきます。

## ○審美歯科治療を受けるときの心がまえ

美しさとは本来、個人的な主観に左右されるもの。そのため、患者さんは審美歯科治療に過度な期待を寄せることもあります。かぎられた条件の中で、満足のいく治療結果をもたらすためには、治療前の充分なカウンセリングと主治医とのトータルコミュニケーションが重要になります。

治療開始前に行う主治医への質問には次のようなものがあります。

・外見はどうなるか

・期間はどのくらい持つか

・修理、メンテナンスはどうするか
・天然歯とどのくらい調和するか
・どのくらい摩耗するか
・どんな保証を受けられるか
・費用はどのくらいかかるか
・食習慣は変える必要があるか
・ほかにどんな処置が考えられるか

できることなら不安は全て取り除いてから治療を受けたいもの。質問項目を紙に書いて尋ねるのもいいでしょう。

**○歯の着色・変色とその最新治療法**

歯の変色は外因性と内因性に大別することができます。

外因性とはタバコのヤニやコーヒーなどの色素が、歯のエナメル質の小さなひび割れや溝に入り込んで着色を起こしたり、歯をきれいに磨かなかったために付着した汚れによるものです。

内因性とは、幼児期の歯の成長過程に全身的な病気に対して服用した薬の影響で、変色した永久歯が生えてきたりすることです。また、飲料水にフッ素が入りすぎたために歯の表面に形成不全が生じて、茶褐色の線が歯の表面に生じる班状歯や、フッ素着色症と呼ばれるものも運命的に変色歯になってしまったものです。

そのほかにも、歯をぶつけたために神経が死んでしまい、黒ずんでしまうこともあります。これは歯科治療で神経を抜いたために変色するのと同じ原理です。

着色歯の処置の方法には五通りあり、変色程度や原因によって選択します。

## Ⅰ　クリーニング法

外因性の色素による着色への処置です。超音波やエアーフロー、特殊な薬剤を用いて歯面をクリーニングし、ポリッシング（研磨）を行います。

この方法は一時的に本来の白さに戻るだけで、食生活などを改善しないかぎり、再び着色を起こします。また、乱暴なクリーニングを頻繁に行うと、何らかの形で歯を傷つけてしまう場合もあります。

## Ⅱ　ホワイトニング（ブリーチング）法

歯の表面の小さなひびや溝に入り込んだ着色は、クリーニング法では取れません。こんなときに、漂白剤（多くは過酸化水素）を歯の表面か内部から作用させて脱色し、歯を白くさせるのがブリーチング法で、最近はホワイトニングと呼ばれます。この方法では、白くするといっても限界があることと、色が後戻りすることがあります。

ブリーチング法にはホームブリーチング法とオフィスブリーチング法があります。

ホームブリーチング法は、歯科医院で作ってもらったマウスピースに自分でブリーチング液をつけ、就寝中に装着して効果を期待するもの。ところが、患者さんの都合で装着時間を守るなどの協力が得られないと効果はありません。

オフィスブリーチング法は、歯科医によって診療室内で行われるもので、漂白剤を歯の表面に塗り、数分間紫外線を当てることで歯を白くする方法で、パワーブリーチングとも呼ばれます。歯の構造や治療形跡の有無次第では、効果が期待できない場合もあります。

## Ⅲ　ボンディング法

高分子化合物のコンポジットレジンという樹脂を歯の表面に接着させる方法で、変色をカバーすると同時に形もある程度変えることが可能です。しかし、プラスチックという素材の性質上、変色・変形を起こしてしまいます。

### Ⅳ　ラミネートベニア法

「人工エナメル質治療」とも呼ばれます。歯の表面のエナメル質を〇・七ミリ程度削るか、セラミクスのシェルを張りつける方法です。最近は以前より強力な接着剤の登場とセラミクスの改良で、ニューラミネートベニア法と呼ばれ、より寿命の長い治療法として確立されています。ある程度の歯並びの修正や、隙間の閉鎖も治療可能ですが、あくまでボンディング法と同様、原則的にはわずかに歯質削除が必要です。

多くの歯質を削らずに行えるのが特徴ですが、噛み合わせ、歯質の状態など適応できないケースもあるので、治療前の診断が重要になります。

### Ⅴ　セラミクスクラウン法

セラモメタルクラウン法（セラミクスと金属を組み合わせる）とオールセラミクスクラウン法（全てセラミクスで作る）の二つがありますが、最近は歯茎との親和性から、オールセラミクスクラウン法が増えてきています。これにより歯と歯茎の境目が黒くなることがなくなります。

重度の変色で薄いラミネートベニア法ではカバーできない場合や、大幅に歯並びや形を修正したい場合などに、歯にセラミクスを被せてしまう方法です。歯質の量が少なくなってしまったときなどは、金属もしくは樹脂で補強をした上からセラミクスを被せることが可能です。

色や形も患者さんたちの要望に基づき、ある程度のアレンジができるなど、すぐれた方法です。

## ○歯の隙間・ねじれとその最新治療法

前歯の間がすいている状態は、上唇小帯といわれる部分の付着が異常である場合に生じますが、ほとんどが遺伝的要素と考えられます。小さいうちに小帯切除手術を行うことで防ぐことができます。

八重歯、乱ぐい歯は、歯が顎の骨にきれいに並びきれないために歯列から飛び出してしまった状態です。ソフトフードを小さいころから食べ続けていると顎の発育が悪くなり起ることも考えられます。

日本では八重歯をチャームポイントとする傾向がありますが、欧米では「ドラキュラの歯」と呼ばれ、みにくい歯としてマイナスに評価されています。乱れた歯並びを放置していることは、自己管理能力のなさや経済面の要素を問われるというわけです。

隙間やねじれの治療は、モナリザスプリントと呼ばれる取り外し式の装置を入れて行います。隙間やねじれがひどいときは、歯の表面にワイヤーを固定するブラケット法で本格的に治療を行います。この治療法に前述のラミネートベニア法やセラミクスクラウン法を行って歯の色や形まで改善させる方法もあります。

上下の歯の噛み合わせが逆になっている受け口（反対咬合）は、前歯だけの場合は、細いワイヤーでゆっくり時間をかけて正しい噛み合わせになるようにします。骨格的に改善する際には上下の小臼歯四本を抜いてワイヤーを入れる本格的な方法もあります。

下顎の成長が進み過ぎて、上顎よりもサイズが大きくて噛み合わない場合、下顎に力を加えて後退させるようにワイヤーを使用し、治療を行います。極端に下顎のサイズが大きい場合は顎の成長が止まるのを待って、顎の骨を切って短くする方法もあります。

出っ歯（上顎突出）は、臼歯自体が極端に突出している場合と、上顎そのものが前に出過ぎている場合があります。歯だけ出ているのなら治療は何歳であっても可能です。

開咬（オープンバイト）は、口が閉じているのに前方の歯が上下で噛み合わないことをいいます。上下の歯に隙間ができますから、食事も不便で発音もしづらいものです。この場合には一般的に「無教養」な口元に見えてしまいます。

**◯審美歯科テクニックの種類**

**I　ホワイトニング法**

処置時間―通常一～五回の通院が必要で、一回三〇～六〇分の時間がかかる。
メンテナンス―喫煙、着色の原因になるコーヒー、紅茶をやめる。
処置の結果―濃い黄色や茶色の着色は取れるが、重度の病的変化は不可能。自然な色調にはなりづらい。
有効期間―約半年～三年で元に戻ることがある。
利点―歯を削らない。麻酔が不要。無痛。安価。
欠点―完全には自然な色調にならない。子供には不向き。効果があらわれないこともある。
費用―一本につき一～三万円。

## Ⅱ　ボンディング法

処置時間―一～二回の来院。初日は一歯につき一～二時間。二回目の来院時には修正と研磨で時間がかかる。

メンテナンス―年三～四回の歯科医でのクリーニングと研磨が必要。材料の性質上、摩耗の可能性があるため、研磨しないと着色・変色を起こしやすくなる。エナメル質ほどには強くないために、とうもろこし、リブステーキ、氷などは前歯でかじらないようにする。

処置の結果―すぐに色や形の改善ができる。

有効期間―二～六年（修理はさらに頻繁になる）

利点―無痛。即時に結果が出る。歯はほとんど削らない。通常では、麻酔は使用しない。クラウンほど高価ではない。

欠点―割れたり着色したりする。保定装置が入った場合はステンレスワイヤーは使用できない。強度な変色はカバーできない。審美的寿命には限界がある。喫煙やコーヒー、紅茶を控える必要がある。多少、歯の厚みが増す。

費用——一本につき三～五万円。

### Ⅲ　ニューラミネートベニア法

処置時間——通院二～四回。一回目に型を取り（一～二時間）、二回目にラミネートが接着される。接着後二日間は硬いものは食べないほうが良い。

メンテナンス——年三～四回、歯科医でクリーニングが必要。ラミネートをつけた歯で氷など硬いものは噛まないこと。

処置の結果——効果的に変色をカバーする。自然な外観が得られる。

有効期間——四～一二年。

利点——汚れがつきづらい。歯肉との親和性が良い。通常、麻酔を必要としない。ボンディングより寿命が長い。変形・変色がない。自由に色を変えることが可能。クラウンより安価。

欠点——ボンディングより高価。硬いものを食べる習慣のある人には不向き。噛み合わせの悪い人にはできない。歯質の量が少なくなっている場合には不向きである。

費用——一本につき一〇～一五万円。

**Ⅳ　コスメティックガムシェイプ法**

処置時間――一時間。それ以後、消毒などに二～四回の通院が必要。
メンテナンス――通常のブラッシングとフロッシング。年二～三回のクリーニングが必要。
処置の結果――より健康的な歯茎が回復する。
有効期間――ほぼ永久的。
利点――審美性に富んだ自然な外観が得られる。発音がしやすくなる。ブリッジの下の歯肉が清潔になる。食べかすのつまりをなくす。
欠点――歯を作るまでに時間がかかる。費用が加算される。
費用――二〇万円。

**Ⅴ　フォーエバーセラミクス法**

処置時間――咬合に問題がない場合、通常四～五回の治療で各一～四時間を要する。ほかに治療が必要な歯が出てきたり、もっと密度の濃い治療が関わってくる場合には、これ以上の時間がかかることもある。

メンテナンス——年最低三〜四回、歯科でのクリーニングが必要。修復物の中では一番手入れがしやすい。
処置の結果——この方法では色調のコントロール、歯冠形態および、大きさを変えることができる。
治療の寿命——クラウンの平均寿命は五〜一五年。素材の寿命は破折・周囲組織の問題がないかぎり、永久的。
利点——患者の希望にそって歯を明るくしたり、白くしたりできる。さらに歯の形態改善ができる。あらゆる補綴物の中で最も寿命が長い。
欠点——麻酔が必要。歯肉の状態で寿命が左右される。費用がかかる。
費用——一本につき一〇〜二〇万円。

### Ⅵ　インプラント法

処置時間——手術自体は三〇分〜二時間だが、インプラント体が骨と結合して歯を装着するまでに、約三〜八ヶ月が必要。
メンテナンス——毎日のブラッシングが大切。年に三〜四回の定期検診が必要。

処置の結果―本来の歯の八〇％くらいに回復が可能。
治療の寿命―インプラントの種類によって異なるが、骨結合型のブローネマルクシステムは五～二〇年。
利点―入れ歯と異なり、固定されるので不便さがない。健康な歯を削る必要がない。
欠点―歯茎からインプラント体が見えることがある。費用がかかる。顎の骨の厚みでインプラントが行えないことがある。
費用―一本二五万円以上。（方法によって異なる）

## ○審美歯科は体の美しさまでアドバイスする

審美歯科医の仕事は、一本の歯の治療から体全体の美をプロデュースすることまでと幅広いものです。

多くの審美歯科医は美容・形成外科とタイアップしたり、ダイエットのアドバイスからマナー、メイクのアドバイスまで行うこともあります。

日本歯科審美学会は、色々な角度から口元の美しさから全体としての人間の美しさまでを研究している学術団体です。歯科医なら誰でも入会できますが、著名な審美歯科医たちはさらに進んでいるアメリカやヨーロッパの審美学会の会員になっているはずです。というのもこの審美歯科は、外国で生まれた学問だからです。

白くて美しい歯は、魅力的な笑顔を作り出します。口元に自信を持てるようになると、全てに積極性が生まれ、それがさらに生き生きとした表情を作り出すという相乗効果があります。人と接することが楽しくなり、ストレスもどこかに吹き飛んでしまいます。

私たち審美歯科医は、かぎりなく美しい口元を作るプロですが、残された歯、噛み合わせなどの限られた条件の下、治療を進めていきます。条件が厳しいときには、治療にある程度の限界がありますが、それでも、常に患者さんの体全体の美しさを考慮しながら治療をしていくわけです。残念ながら国内には日米両方の学会の認定を受けている歯科医は数名しかいません。正規の審美歯科医か否かは直接クリニックへ電話して、学会の認定医であるかどうかを問い合わせてみればよいでしょう。

私の見る限りではホームページで審美歯科をＰＲしているクリニックの中で、こうした認定医はひとりたりともいないのが現実です。

# 第五章

## 歯科医療は文化である——口元から現代日本が見えてくる

## ○口は文化をあらわす

これまで、ひたすら物質的な豊かさを追求し、経済成長を遂げてきた日本社会。

しかし、確かに日本は物質的な豊かさにおいてはトップクラスの文明国になったものの、精神的な豊かさにおいてはどうかと問われると、これはいささか首をかしげざるを得ません。先進国であるにもかかわらず、精神文化の貧しさはいたるところで顔を出すことが、世界の尊敬に値しない理由の一つになっています。文明国であっても、文化国家ではない。世界から浴びせられるこの言葉はずいぶん皮肉な評価ですが、的を射た言葉といわざるを得ません。ここで歯科医として言いたいのは、こうした文化的な側面、洗練度の低さが日本人の口にもあらわれているということです。

歯並びの悪さや、虫歯の多さ、歯周病からくる口臭など、口を開くと、その人の文化レベルがわかります。いくらブランドものの服で身を包んでも、ちょっと微笑んだだけですぐにわかるのです。きれいに着飾っても、口の中が汚かったら興醒めです。

背景はわかりませんが、かつて前歯に金歯や銀歯を入れる傾向があり、ギラリと光る口元の人が多くいて、まことに異様な感じがしたものです。最近はさすがにそんな人はいなくなりました。

西欧、とくにアメリカは口のエチケットにうるさい国です。今や先進国として国際化社会の仲間入りを果たしたかに見える日本ですが、もしかしたらアメリカをはじめとする欧米の人々は心の底では前述のような文化的な側面、洗練度の低さのため、どこかで日本を冷ややかな目で見ているのではないでしょうか。

その理由の一つにお口のマナーの悪さが挙げられるのではないかと思うのは歯科医の杞憂にすぎないでしょうか。

いまでこそ日本でも、歯の矯正や自然な色の歯、口臭防止などに気を使う人が増えましたが、年代的にいえば若い層、せいぜい三〇代くらいまでです。失礼ながらそれより年配の方には自分のお口への配慮があまり感じられません。

## ○歯を美しくするのは自己投資

口はどうでもいいという考え方の背景には、「歯は体の内側」とする思想が起因しているようです。体の外側であれば人に見られるが、内側なら見えることはない。これが日本人の考え方ですが、欧米では「口は体の外側だから、きちんとしよう」と考えます。しかし、国際化＝欧米化とする側面は否定できないのですから、やはりこれからは欧米なみに「歯は体の外側だ」と考えるのが妥当ではないでしょうか。人前ではっきりと話をし、おおらかに笑うためには、他人の視線や感受性をもっと意識すべきではないでしょうか。

欧米の人々、特にエリートクラスになると、口のエチケットには相当に気を使います。有名なのが、「時計と靴と歯並び」という言葉。いい時計といい靴、そして美しい歯並びは、エリートの身だしなみの定義です。歯並びだけでなく口臭などはもってのほか、お口の健康は基本的なエチケットなのです。

最近では、エリートにかぎらず中流以上、日本でいえば一般的なきちんとした家庭なら子供のうちから歯には気をつけています。歯磨きの習慣を身につけると同時に、歯並びにも気を使います。もし、歯並びが悪ければ矯正してきれいに治すように心掛けています。子供の歯並びの良し悪しは親の責任なので、子供がきれいな歯をしていれば、その家はきちんとした家であると証明しているようなものなのです。

日本人は、矯正などお金のかかる歯科治療には二の足を踏んでしまいます。けれども欧米の人にとっては歯をきれいに保つことは自己投資の一つです。きちんとした場所で恥ずかしい思いをしないためにも、ある程度の投資をしておく。それが結果として社会的な評価につながるのなら、決して高い投資ではない。そう考えるのです。

国際化が進み、旅行に留学、仕事などで海外に出かけて行く機会も増えた今日、日本人はもう少し口の文化度について考える必要がありそうです。

## ○日本女性はなぜ口元を隠したがるのか

テレビの街頭インタビューなどを見ていると、日本の女性の話し方には共通した特徴があることに気付きます。それはマイクを突き付けられると、多くの女性が口元を手で被い隠して話をすることです。若い女性にはあまり見られなくなっているとはいえ、年配の女性ほどその傾向が強いのはいったい、いつ、どういう背景で生まれたものなのでしょう。手で口を隠すという行為は、人前で話すのが恥ずかしい、口や歯が見えるのは恥ずかしいという感情の表れ。どうやら、日本女性は人前で堂々と話をしたり、口を開け、歯を見せて笑ったり話をしたりすることを恥ずかしいこと、はしたないこと、とする古い価値観に支配されているようです。

男性の陰に隠れて、人前にあまり出ることもなく、決してでしゃばらず、自己主張しないのが奥ゆかしいと言われ続けた日本女性。それが、人前で口元を隠すという習慣を作り上げてしまったようです。

日本の歴史をさかのぼると、こうした古典的な価値観が風俗の中に見えてきます。例えば、江戸時代の既婚女性がしていた「おはぐろ」は、歯を黒く染めてしまう風習です。現代から考えると不気味な容貌ですが、これも女性は自己主張してはいけない、発言権がないことを意味していたようです。また、「家内」「奥方」「奥さん」「内儀」といった言葉も、女性は家の中や奥、内にいるものだという意味づけがあるようです。

それに比べて、現代女性は男女平等の社会の中で、積極的に話をするようになってきました。現代人らしく、歯や歯並びに気を使い、口臭を予防し、きれいな口になってきているのです。人前でにっこり笑って、明るく話ができるほうが、ずっと魅力的で美しいと思います。

## ○にっこり笑える健康な口元

欧米に旅行して、ホテルなどのエレベーターに乗ると、見知らぬ他人ににっこり微笑まれることがあります。そんな習慣のない日本人は、この微笑にどぎまぎしてしまい、恥ずかしそうに首をすくめたりしますが、あの微笑の意味をご存知でしょうか。

あれは、特にこちらに親愛の情を示しているわけではありません。「私はあなたに危害を加えるつもりはありません」という意思表示なのです。

日本と違って多くの人種がともに暮らす諸外国では、見知らぬ他人は危険で恐怖の対象になります。お互いが安全な人間であることの証としてこの微笑み合う習慣があるのだといいます。

微笑むことはおろか、うつむいたり目をそらしたり、妙にニヤニヤしたりする日本人の動作は、欧米の人には奇妙に見えるそうです。それに自己主張が苦手で言いたいこともはっきり言わず、何ごともあいまいなまま済まそうとする傾向が強くあるところが、「日本人は、何を考えているのかわからない」という印象にもなっているようです。

国際交流が進む今日、いつまでもこうした日本的な習慣を続けているのはいかがなものでしょう。せめて人前で笑うときくらいは顔をあげ、胸を張ってにっこりと微笑むことができるようにしたほうがいいのではないでしょうか。

人前でにっこり笑う。口元からきれいな歯がこぼれる。顔は正面を向く。こうした明るい表情を堂々とするためには、やはりきれいで健康な歯と歯並び、口元が重要なポイントとなります。つまり、これらはきちんとした友好的なコミュニケーションをするための重要要素となるわけです。

## ○われわれ歯科医にできること

かつて歯科医の仕事は、虫歯の治療や入れ歯の装着など、きわめて部分的な作業にかぎられていました。歯科医が診るのは口の中だけで、その口がついている顔や頭部、全身の健康については、ほとんど配慮する必要がなかったのです。あくまで一種の技術屋であり、口中の健康さえ守ることができればそれでよかったのです。

それが今日、歯科医の仕事は飛躍的に拡大しています。歯が痛くて来院した人に、虫歯だけを治療して「ハイ、良くなりました。おしまい」では、現代の歯科医としては不充分です。それは単にパーツを治しただけであって、医療とはいえないからです。

歯は口の一部であり、口は体の一部です。心身は一体であり、その人の人間性全体にかかわってきます。歯科医は、一般の医師とは少し立場が違うのです。

私たちは、医学部の中の一つの専門科ではなく、歯科というところで独立した教育を受けています。それだけに専門性が高く特殊な科ですが、人間の体をあつかうという意味で一般の医師と同様の医学知識も持っています。この歯や口と全身とのかかわりが、近年、特に重要視されています。

歯科医院では、歯や歯周病の治療のために来院した人から、意外な病気が発見されることが多々あります。歯科医は、歯茎の色や出血、口臭、舌や顎の状態がわかります。その症状がどんな病気なのかもだいたい察しがつきます。

私は以前、口の中だけでなく全身の病気がわかったときに「内科を受診して下さい」とアドバイスするのが歯科医の限界だと思っていました。でも、それだけでは医療の一端を担う歯科医としては、あまりに無責任であると思うようになりました。

われわれ歯科医も、人の全身の健康を守る医療人として、やらなければならないことがあるという認識に変わってきたのです。歯科という専門分野で治療できることは当然として、その他の全身性の病気に対しても、歯科医も他の医療機関と連携して治療にあたる時代がきています。

前述した「歯科医で発見される病気」の中には糖尿病、白血病、舌ガンなどの重篤な疾患があります。こうした病気を見逃さず、しっかり診断する。そして、病気の治療に適切な病院を紹介し、その後の診療について連携していく。口の中の治療に関しても、引き続き責任を持ち、一般の病院と専門を分担しながら、その人の健康の回復に努める。これが新しい歯科医のあり方だと、私は思います。

## ○日本人の健康観

病気になれば、健康保険を使って病院で医師の治療を受けられる。悪いところはいつでも病院で診てもらえる。自分で治すのではなく、治してもらう。日本人は健康に関しても常に誰かに何か頼っていて、自分で治す、治るという発想がありません。けれども、健康は人から与えられるものではなく、自ら獲得するものです。

常に「与えられる」意識がある一方で、日本人は自己責任意識が薄いともいわれます。これは日本の社会のあらゆる面に現れています。例えば、アメリカのグランドキャニオンはコロラド州にある大峡谷で、多くの観光客が訪れます。ここの切り立った岸壁には柵などはありません。日本であれば、「危ないから柵を作れ」という声があがり、行政が頑丈な柵を張り巡らせるでしょう。しかし、アメリカではそうはなりません。自分が危ないと思ったら、落ちるようなところまで行かなければいい。実に簡単明瞭なことなのです。

観光客が落ちて死んだら、自分の責任。そう考えるのがアメリカなのです。一方の日本では、落ちて死んだら、柵を作らなかった行政が悪いと考えます、これが、自己責任意識の違いです。

日本の社会を見渡すと、このような傾向はいたるところで目につきます。うんざりするほど多い注意書きや、車内アナウンスもその一つ。

例えば、電車のホームでは、

「白線の内側までお下がりください」

「発車します」

「停まります」

公園に行けば、

「危険なので、池に入らないで下さい」

「柵をこえて芝生に入らないで下さい」

危険だからああしろこうしろ……危険だから、危険だから……。あまりに与えられる注意が多いので、これでは自分で注意しようという意識がなくなってしまいます。

繰り返しますが、安全や健康というものは、本来、自分で守り、自分で責任を持つべきもの。特に、健康は自分で守り、獲得するものです。

それなのに、日本人は漠然とではあるけれど、健康まで「与えられる」ものだと思っているのではないでしょうか。

歯科医院でも診察台に乗ってポカンと口を開ければ、それだけで健康な歯や歯茎が与えられるものだと思っている人のなんと多いことでしょう。全て歯科医のしたいようにしてもいい、何も文句はいわないというのなら別ですが、そういうものでもないでしょう。

歯科医もそれでは困ってしまうのです。

## ○二一世紀の文化をになう医療人として

本章では、おもに国民の文化レベルと歯、口の健康との関係について述べてみました。世界有数の経済大国として、先進国の仲間入りを果たしている日本。その国の国民が、これまで歯と口の健康と美しさについてあまりにも無頓着すぎたと指摘しました。日本人がこれから、世界の人々から尊敬されるに値すると認められるためには、歯と口の健康が重要な要素であると私は考えます。そして、その日本人の歯と口の健康に関しては、われわれ日本の歯科医が責任を持たなければならないと考えています。

このように考えると、日本の歯科医療のあり方、歯科医たちの取り組みの姿勢には、まだまだ努力が不足していると思います。もっと多くの人に歯と口の健康について知ってもらわなければならないし、実際に治療の現場でもアプローチしていかなければなりません。

また、患者さんや一般の人たちにも全身の健康と歯、口の健康とは直結していることを理解していただきたいと思います。

いつか全ての方たちが高価なブランド品よりも、にっこり笑える美しい歯や口のほうが価値が高いと気付いて下さる日まで、機会があるごとに訴えつづけていくつもりです。

**病気の治らない人**

①治す気のない人
②信じることが出来ない人
③素直さのない人
④体力、気力のおとろえている人
⑤謙虚さのない人

# あとがきにかえて

## ○あいまいな日本の医療に変革を

以前、私は中国の大学で歯科学について講義をする機会を得ました。日本とアメリカで歯科学を学んだ私にとって、中国という国の文化や国民性は大変に新鮮で興味深いものがあります。

中国は、日本に比べて経済的には決して豊かな国ではありません。歯科学をはじめ、西洋医学はまだまだ普及していませんし、庶民が病院で治療を受けることはまだ日常的ではないのです。ところが、さすがは東洋医学の本家本元だけあって、人々の健康に対する意識は高く、生活そのものが健康を守ることに直結しているのです。

中国ではどんな地域のどんな町に行っても、早朝から太極拳にはげむ人たちの姿を見ることができます。老人から子供まであらゆる人々が静かにゆったりと全身を動かしているのを見ると、近代医学が置き忘れた大切な何かを見つけ出したような思いがするものです。

そんな中国の人に「日本は文明国なのに、日本人の歯はなぜ汚いのか」と訊かれたときは、ドキリとさせられました。西安の大学では「日本人はなぜ、口元を手で隠すのか」とも尋ねられました。正直にいって、とてもショックでした。

中国では、「美しい心は、美しい体に宿る」という思想があるようですが、これは「健全な精神は、健全な肉体に宿る」という日本の言葉より一歩先をいっているのです。そして私は、欧米と東洋のはざまに生きる日本人のあいまいな存在について考えさせられました。ちょうど日本では、大江健三郎氏のノーベル文学賞受賞が決まり、『あいまいな日本の私』という本がベストセラーになっていたときでもあります。

日本文化は、大陸の中国文化の輸入と影響のもとに成り立ったものです。近代化、欧米化が進んだ今日でさえ、日本人の精神の深いところには二五〇〇年も前の思想家・孔子の儒教思想が生きています。そして、西洋と東洋の文化のはざまで試行錯誤をしているのが、現代の日本人です。

日本人はかつて影響を受けた東洋文化を、歴史と伝統の中で日本固有の文化として成熟させてきました。それは日本人の高い自尊心を満たし、西欧化、近代化が進む一方で、強固なものとして存続してきたのです。この日本文化と西欧文化の間で生まれたのが、日本人の「あいまいさ」なのです。

大江氏のいう日本文化の「あいまいさ」の問題は、奇しくも中国で西洋医学の講義をする日本人歯科医の私にも、突如として提起されたわけです。西欧も東洋もひっくるめて国際化が進む今日、文化の問題は医療分野においてもいろいろな場面で顔を出します。そこでいつも悩んでしまうのが、日本の医師の宿命なのかもしれません。

医療は結局、西洋医学と東洋医学の良いところだけを利用するという現実的な方法を選びます。病気を治すこと、健康を維持することが医療の目的である以上、それが一番妥当な方法だからです。さらに、私自身は、健康は自分の力で獲得するものだと思っています。そして、日本人の多くに病気になったら保険証に頼るだけの姿勢をあらため、自分で自分の体を守る、自分の健康観を確立するという発想を持っていただきたいと思っています。

そこで発生するのが「健康の定義」という問題です。そもそも健康であるというのは、どういう状態を意味しているのでしょうか。例えば、体のどこにも病気といえる箇所がなく、痛いところも苦しいところもなく、虫歯も一本もない状態。それなら確かに健康であるといえるでしょう。若ければ、そういう状態も可能かもしれません。しかし、人間は歳をとります。歳をとれば、当然その体は老化します。

人間の体を仮にたくさんの部品の集まりだと考えると、それらの部品は疲労し、老朽化し、消耗していくわけです。それを故障だから病気であると考えれば、発達した医療技術によって徹底的に修理したり交換するという方法をとるということができます。あるいは、老化を自然の営みととらえ、健康の範囲だと考えれば、老いた体と共存していくというのも一つの考え方だといえるでしょう。どちらをとるかは、考え方の違いになります。これは個々の健康観の違いであって、どちらが正しいと決めつけることはできません。

さらに心の問題もあります。WHO（世界保健機関）は健康の定義を「肉体的にも精神的にも支障がなく、満足している状態」としています。つまり、精神的な満足も健康の範囲であると考えるのです。その考えでいくと、歳をとって腰が痛いときや、足が痛いなどということは、本人が病気だととらえるか、支障がないと思うかという主観の問題、心の問題にかかわってくるわけです。心の問題を考えると、再び私が中国で感じた文化の問題に行きつきます。何を健康ととらえるかは、やはりその国の国民性、その国に根ざした文化が背景になるからです。

日本は西欧的発想によって発達した先端医療の国であり、同時に東洋文化を持っている国です。だからこそ、健康とは何かについて、個々の人間が真剣に考えなければならないのです。医師は、患者さんの体を徹底的に調べ上げることはできますが、最終的な判断は患者さん本人次第ということになります。医師が「こうすることが健康に良いのだから、こうしなさい」と断定することはできません。このように述べると健康の問題はますます複雑になっていきます。医師に絶対の信頼をおきたい多くの人にとって、なんともあいまいな印象を与えてしまうかもしれません。これから先端医療が発達するにつれて、健康観の問題はますます重要になっていくでしょう。そのとき医師ができることは健康に関する絶対の指針を指し示すことではなく、どういう考えを持って生きるかという人々の意思を尊重し、技術と知識によって助けてあげること。そして、どんな人々に対しても生きていく勇気を与える存在になることではないか。そんな気がしています。

これまで述べてきたように、現在、歯科医療も大きな変革期にさしかかってきています。虫歯を治療したり、歯周病を治したりする局部的な治療だけでは、高度な医療の一端を担う分野として不充分だという考え方が主流になってきたからです。歯科においてもホリスティック医学（全人的な医学）という発想に立って、患者さんの全身の健康を含めて診療しなければならないという時代になってきています。

風邪などは自然に「治る」病気ですが、残念ながら歯は「治る」ものではなく「治す」

ものなのです。本書で私は最新技術の利点・欠点を正直に挙げたつもりです。なぜなら歯科医療は〝魔法〟ではないからです。よい結果を生むためには、歯科医と患者さんとのコミュニケーションがスムーズであることが大切です。私は「治す」という自分の意志で健康を守ろうとする人々を助ける存在になりたいと思っております。健康は与えられるものではなく、自ら獲得するものだからなのです。

「クォリティ・オブ・ライフ」という言葉がささやかれるようになった今日、「快適」といってもその解釈は一つではありません。精神において快適さを追求するのが文化、物質に頼って快適さを得るのが文明だとすれば、今の日本の医療は後者のほうに偏っている気がしてなりません。

幾度となく乗るアメリカ行きの、あるいは中国行きの飛行機の中で私は、「日本人に欠けているのは、病気にまさる強い精神の文化ではないか」という気がしてしまうのです。

二〇〇一年五月

アメリカ、ボストンにて

**著者プロフィール**

**坂本　洋介**（さかもと　ようすけ）

1958年（昭和33年）生まれ。
1982年、日本歯科大学卒業。
1986年、札幌ライオンズ歯科・矯正歯科開設。
1998年、日本人で初めて２つの米国審美歯科学会
　　　　（ＡＡＣＤ、ＡＳＤＡ）の認定医取得。
1999年、日本文化振興会より「社会文化功労賞」受賞。
北海道口腔保健協議会理事長。医療法人審美会理事長。日本歯科審美学会理事他

［診療室］
◎東京　はしば矯正歯科
　東京都世田谷区用賀4-4-8　第２福島ビル３Ｆ
　☎ 03-5716-3741
◎札幌　札幌ライオンズ歯科・矯正歯科
　札幌市中央区南一条西４丁目　タクトエスワンビル２Ｆ
　☎ 011-242-6464

**口腔内汚染**

2001年8月15日　初版第１刷発行

著　者　坂本洋介
発行者　韮澤潤一郎
発行所　株式会社たま出版
　　　　〒160-0022 東京都新宿区新宿1－10－1
　　　　電話03-5369-3051（代表）
　　　　　　03-3814-2491（営業）
　　　　振替00190-8-728265

印刷所　東洋経済印刷株式会社

乱丁・落丁本はお取り替えいたします。
ISBN4-8127-0129-5 C0047